Jean Paul GAULTIER

Aus dem Französischen übertragen von
Susanne Farin

Autorisierte deutschsprachige Ausgabe des im selben Jahr
und unter gleichem Titel bei Editions Assouline, Paris,
erschienenen Werkes.

Die Deutsche Bibliothek – CIP-Einheitsaufnahme
Gaultier / mit einem Text von Farid Chenoune.
[Aus dem Franz. von Susanne Farin].
– München; Paris; London : Schirmer/Mosel, 1996
Einheitssacht.: Gaultier ‹dt.›
ISBN 3-88814-819-7
NE: Chenoune, Farid; Farin, Susanne [Übers.] EST

Printed in Italy by Artegrafica, Verona
ISBN 3-88814-819-7

Jean Paul GAULTIER

MIT EINEM TEXT VON

FARID CHENOUNE

SCHIRMER/MOSEL
MÜNCHEN • PARIS • LONDON

Wollte man eines Tages eine Geschichte der guten und schlechten Sitten, des guten und schlechten Geschmacks des letzten Drittels unseres Jahrhunderts schreiben, dürfte man auf keinen Fall versäumen, einen Blick in das Modeatelier von Jean-Paul Gaultier zu werfen. Dort würde man Feenmädchen sehen, mit vollen Lippen, rote Soldatenmützen schief auf dem Kopf, die sich Siebenmeilenstiefeletten an die Füße ziehen, ihre Hüften mit engen Jogginghosen umspannen und sich sagenhafte Brüste, Samtgranaten gleich, wachsen lassen. Man würde Zauberlehrlinge sehen, die sich Netzstrümpfe über die Beine streifen. Oder New Age-Indianerinnen in Gewändern aus dem 18. Jahrhundert, Körper und Body tätowiert, die würdevoll das Geschmeide eines Neopunk-Piercings zur Schau stellen. Man würde auch wahre Musterexemplare von »ganzen Kerlen« sehen, die sich in Voilejacken hüllen, und strenge Pariserinnen in eng geschnürten Korsetts, spindelförmigen Kostümen oder Anzügen aus Spitzenstretch, männliche Prinzessinnen in zierlichen Brustleibchen oder Bustiers mit Schleppe, Geishas in schwarzen Bomberjacken und langen geschlitzten Röcken, Tirolerinnen mit blonden Zöpfen und fieberroten Wangen, 60er Jahre-Puppen, Hausmeisterinnen aus den 40ern, Juliettes à la Greco, Lederdamen und Herren in Samt und Seide. Und am Ende dieses langen Zuges von exaltierten Schönheiten (Jean-Paul Gaultiers eigene Charakterisierung seiner Mode) würde schließlich ein gutartiger, kleiner Teufel auftauchen, Gaultier, wie er in der Öffentlichkeit immer erscheint: platinblond gefärbter Haarschopf, gestreifter Matrosenpulli, ein Kilt, der um Jeans oder schwarze Lycra-Leggins hüpft, an den Füßen Doc'Martens, um die Welt als Globetrotter einer Pidgin-Mode zu durchschreiten.

»Dieses Jahr, sagte Tristouse, ist die Mode ausgefallen und bieder, schlicht und phantasievoll. Die verschiedensten Stoffe aus allen Bereichen der Natur können nun für die Kreation von Damen-

bekleidung Verwendung finden. Ich habe ein reizendes Kleid aus Flaschenkorken gesehen. Es war sicher genauso bezaubernd wie die Abendkleider aus Waschleinen, die bei den Premieren Aufsehen erregen (...). Fischgräten trägt man häufig auf Hüten (...). Porzellan, Steingut und Fayence sind mit einem Mal in der Bekleidungskunst aufgetaucht. Die Materialien werden als Gürtel, Hutnadeln oder ähnliches getragen (...). Gar nicht zu reden von den mit Ölfarben bemalten Kleidern, grellbunten Wollstoffen oder tintenverklecksten Gewändern (...). Walnußschalen machen sich sehr hübsch als Einlegearbeiten, besonders, wenn man Haselnüsse darunter mischt. Mit Kaffeebohnen, Gewürznelken, Knoblauchzehen, Zwiebeln und Rosinen bestickte Kleider werden heute anstandslos zu Besuchen getragen. Die Mode öffnet sich und achtet nichts mehr gering, sie adelt alles. Sie tut für die Materialien, was die Romantiker für die Worte getan haben.«

Guillaume Apollinaire, *Le Poète assassiné*, 1911–1913

Die Mode verführt zum Phantasieren über denkbare Genealogien: Stellen wir uns vor, Apollinaire habe in den dreißiger Jahren seine Ausführungen über ausgefallene Modeerscheinungen Schiaparelli ins Ohr geflüstert, und Schiap' habe, nachdem sie diese angehört (aus einem Schuh wurde dabei ein Hut), ihrerseits Cardin in den fünfziger Jahren zwei Worte zugeraunt. Bei ihm hat Jean-Paul Gaultier, gerade achtzehn Jahre alt, Anfang der sechziger Jahre als Assistent begonnen. Dort hatte man ihn angestellt, weil seine Modezeichnungen gefielen. Pierre Cardin, mit Yves Saint-Laurent einer der herausragenden Modeschöpfer seiner Epoche, hat immer versucht, dem jeweiligen Zeitgeist Ausdruck zu verleihen. Seine Botschaft war: Alles ist erlaubt, nichts ist endgültig, »noch aus einem Fetzen Stoff, den man am Boden findet, läßt sich hervorragend ein Schuh fabrizieren«.[1] Diese Kunst, Reste zu verwerten, sollte zu einem der bestimmenden Prinzipien von Gaultiers Modeschaffen werden.

Nach einer kurzen Episode bei Jacques Esterel 1971 und zwei Jahren bei Patou, wo er sich mit den Gepflogenheiten eines konservativen Modehauses abfinden mußte (keine schwarzen Mannequins – man sagte damals noch nicht *black* –, um die amerikanische Kundschaft nicht zu verschrecken), kehrt er zu Pierre Cardin zurück, der ihn nach Manila schickt, um dort kleine Kollektionen für den amerikanischen Markt zu entwerfen. In jenen Jahren, in denen Jean-Paul Gaultier für die Mode geboren wird, gleicht die Haute Couture einem prunkvollen Trümmerfeld – Trümmer aus Tüll, Rohseide und Organza –, auf dem geisterhafte Schatten einer vergangenen Eleganz vorbeiziehen, erstarrt in Konventionen, blind für den Wandel der Zeit, der Lebensgewohnheiten und des Lebensgefühls. Das Match der sechziger Jahre, Chanel gegen Courrèges, ist fern. Die Zeit ist erschüttert duch die Ölkrise, durch die Enthüllungen über die russischen Gulags und das Scheitern der Hoffnungen auf eine Revolution oder die Kommune à la Mai 68 oder Hippiebewegung. Im Oktober 1976 präsentiert Gaultier im Palais de la Découverte einem irritierten Publikum seine erste Kollektion und seine »Tischset-Kleider« aus geflochtenem Bast. In der Welt draußen wird das Wort ›Krise‹ zu einem festen Bestandteil des Vokabulars der Arbeitswelt und des alltäglichen Lebens. Und jenseits des Ärmelkanals sprühen die Sex Pistols und die Punks auf die Ziegelmauern des unsozialen Englands die Kampfparole der Jugend: *no future!*

Jenes exzentrische London der Punkbewegung, der Portobello-Flohmärkte, der King's Road und der Hausmeisterinnen mit grün gefärbten Haaren ist für Jean-Paul Gaultier ein lebendiger Beweis für das Talent der Straße zu den schrägsten Stilmischungen und eine reiche Inspirationsquelle. Als wolle er sein Überlaufen mit Nadel und Faden zum Feind markieren, wählt er als musikalische Untermalung oder vielmehr als Manifest für seine Mode *destroy*, die schrille Version der Sex Pistols von Frank Sinatras *My Way*, zur

Präsentation der Miniröcke, breitrandigen Hüte und Skaihosen seiner Kollektion »James Bond«. Wir befinden uns im Jahr 1979. Ein Jahr nach seiner Eröffnung im März 1978 hat der Palace, eine alte Music Hall, die ohne größere Veränderungen zu einer Diskothek und einem In-Treff des Pariser Nachtlebens wurde, bereits Hunderttausende auf ihre Tanzfläche gezogen. Die Mode ist im Begriff, Mode zu werden, und Jean-Paul Gaultier ihr *enfant terrible* - das er für viele auch bleiben wird. »Gaul'tier«, wie seine Fans ihn nennen, indem sie das »l« mit einem Zungenschlag erklingen lassen (um ihn von dem anderen, von Théophile zu unterscheiden?), hat seine Richtung gefunden: Sammeln, Verwandeln, Mischen. In seiner Arbeitsweise kreuzen sich verschiedene Einflüsse: jener der Modeateliers der Haute Couture, früher die Heiligen Hallen der Mode, und jener der Straße, seiner neuen Instanz, aber auch, zwischen dieser Vergangenheit und Gegenwart, der Einfluß der Flohmärkte, dieser bedeutsamen Schule des Stils, die keinen Namen trägt. Dort stöbert Gaultier, wie seine ganze Generation, Kleidungsstücke, Stoffe und Schnitte auf, die nirgendwo anders zu finden sind, und reiht auf den Faden seiner Fundstücke aus dem Trödelkram seine Kenntnis der Moden und Kleider von gestern, sein Feeling für ihre verlorengegangene Aura und sein Gespür dafür, wie das Ganze zu tragen ist. All dies bildet seinen *thesaurus*. Seitdem empfindet Gaultier ein diebisches Vergnügen dabei, die Grenzen zwischen dem Vornehmen und Gewöhnlichen, dem Erlesenen und Vulgären, dem Schönen und Häßlichen zu untergraben (das Wort paßt ihm wie ein Handschuh). Eine Zeitlang läßt er seine Kleider ungeschickt, krummbeinig, schlampig, wie zufällig vorführen. In seiner »dadaistischen« Kollektion 1983 macht alles den Eindruck, aus der Fasson geraten zu sein. Die mit Hosenträgern gehaltenen, schief getragenen Röcke scheinen sich im freien Fall zu befinden. Gelegentlich wirbt Jean-Paul Gaultier auch seine Mannequins auf der Straße an oder unter seinen Freunden. Abweichungen bzw. Unregelmäßigkeiten im Hinblick auf die tyrannischen Kriterien eines unmenschlichen Schönheitsideals sind ausschlaggebend für seine Wahl. Er lanciert die kleine Dicke mit dem ausladenden Popo und die Hopfenstange mit den abstehenden Ohren als humoristische Anti-Models, die in jenen achtziger Jahren, als das Recht auf Andersartigkeit im Aufwind steht, daran erinnern sollen, daß sich Schönheit überall finden läßt.

In einem Atemzug Regeln aufstellend und Regeln brechend, wirbelt Gaultier unentwegt die Genres durcheinander. Mit einer wahnsinnigen Virtuosität recycelt er die Epochen, als wolle er eine entfesselte Modeversion der damals triumphierenden Postmoderne schaffen, indem er die Spielereien der »bathmologie« in eine fröhliche Wissenschaft der Mode überträgt. Über jene Wissenschaft der Grade (der erste, der zweite, der dritte usw.), die sich Roland Barthes ausdachte, hatten zwei Anhänger damals gerade Bücher veröffentlicht: Das *Second manifeste camp* (1979) von Patrick Mauriès und *Buena Vista Park* (1980) von Renaud Camus. Ein Duschrohr kann nun eine Chanel-Parodie in Webpelz umgürten, ein Tee-Ei als Ohrring am Ohrläppchen hängen, und eine Konservendose kann den Rang eines Armbands erhalten, man muß sie nur ums Handgelenk legen. Wie ein surrealistischer Monteur schneidet, klebt und fügt Gaultier zusammen, was eigentlich nicht zusammenpaßt, überzeugt davon, daß ein Body ebensogut ein Smoking sein kann, eine Jeans ein Paar Strümpfe, ein Mantel ein Sweatshirt, eine Beinschiene ein Cowboystiefel und daß auch eine Beinschiene auf Pfennigabsätzen stehen kann. Diese Kunst der Veredelung wird zu seinem Markenzeichen.

Sein Hang zu Mischformen läßt ihn mit Künstlern aus den verschiedensten Bereichen zusammenarbeiten: mit der Musikgruppe Rita Mitsuko (die ihrerseits einen Klassiker des Chansons, *Le p'tit train dans la campagne*, recycelt hat), mit der Choreographin

Régine Chopinot (besonders für ihre Show *Le Défilé*), mit der Akkordeonspielerin Yvette Horner, der Grande Dame der volkstümlichen Bälle, deren Bühnenkostüme er 1991 entwirft, oder auch mit Regisseuren wie Peter Greenaway (bei dem Film *Der Koch, der Dieb, seine Frau und ihr Liebhaber*), Pedro Almodovar (bei dem Film *Kika*, 1994) und nicht zuletzt Caro und Jeunet (bei *La Cité des enfants perdus*, ebenfalls 1994). Seit 1993 moderiert er zusammen mit Antoine de Caune auf englisch *Eurotrash*, die Sendung eines britischen Fernsehkanals.

1989 hat Jean-Paul Gaultier auch ein Album mit Housemusic aufgenommen, das den Titel *How to do that?* trägt. Ausgehend von Auszügen aus einem Gespräch, das er der BBC in Pidgin-Englisch gab, trennt und näht er ein vibrierendes Wort- und Tongewebe zusammen, remixed von verschiedenen Musikern und den Stars des Rap, der Housemusic und des Raï. Den Videoclip dazu hat Jean-Baptiste Mondino realisiert: Ein sogenannter »Schöpfer«/ *créateur* (dieses Wort, das als Bezeichnung für die Stylisten seiner Generation so beliebt geworden ist, wird niemals seine Gnade finden), dargestellt von Gaultier selbst, wird von einer im Bild nicht sichtbaren Journalistin mit Fragen zum definitiven Warum und Wie der derzeitigen Mode bestürmt. Genervt von diesem Kreuzverhör, windet sich der Interviewte in zunehmenden Nöten, zermartert vergeblich sein Hirn, schwitzt Blut und Wasser, verstrickt sich immer mehr in Widersprüche und Banalitäten für den Papierkorb. Am Ende befreit ihn ein wildes Ballett von Scheren und Mannequins aus dem Dilemma, eine fieberhafte Collage aus entgleisenden Defilees und außer Kontrolle geratenen Kleidungsstücken.

»Die prachtvollen Kleider, mit denen sich die Frauen herausputzen, haben ebenso wie die billigen, bunt verzierten Nippessachen von jeher eine einzigartige Anziehungskraft auf mich ausgeübt. Einer meiner Freunde sammelte alles, was er in dieser Richtung

aufstöbern konnte. In einem Mahagonikästchen bewahrte er gut verschlossen ein schwarzes Seidenband auf, dessen Ränder von einer sehr feinen, mit Straß besetzten Spitze gefaßt waren. Es stammte sicher von einem alten Ballkleid; an manchen Stellen wies die Seide Stockflecken auf. Um das Band betrachten zu dürfen, gab ich ihm Briefmarken und manchmal auch Geld. Dann führte er mich, während seine Eltern schliefen, in einen kleinen altmodischen Salon und zeigte es mir. Ich stand da, das Stück Seide in der Hand, stumm vor Erregung und Entzücken.«

Marcel Blecher, *Aventures dans l'irréalité immédiate*, 1936

Die Identität der Kleidung bestimmen zu wollen, führt genau zum neuralgischen Punkt der zeitgenössischen Mode: der Spannung zwischen dem weiblichen und dem männlichen Genre. Von allen Modeschöpfern seiner Generation hat Jean-Paul Gaultier zweifellos in spektakulärster Weise die Zwischenstufen modisch umgesetzt. Ohne genauer ins Detail einer sehr komplexen Geschichte gehen zu wollen, die noch zu schreiben wäre, sei hier nur ein wichtiger Grund dafür genannt, warum sich die Epoche so gut von Gaultier verstanden fühlte. Wie kaum ein anderer hat er die Nachwirkungen zwei bedeutsamer gesellschaftlicher Strömungen der sechziger Jahre in die Mode übersetzt und zum Ausdruck gebracht: die feministische Bewegung und, vielleicht in einem noch stärkeren Umfang, das homosexuelle *outing*.

Anfang der achtziger Jahre scheint erstere, die noch zehn Jahre zuvor hochaktuell war, sehr fern und der Kampf um die Emanzipation der Frau unmodern, ein »altes Eisen«, von dem niemand mehr spricht, es sei denn, um den Refrain eines etwas bissigen Schlagers von Cookie Dingler aufzunehmen (»Laß sie nicht fallen / Sie ist so zerbrechlich/Eine emanzipierte Frau zu sein / Du weißt, das ist nicht so leicht«). Pfennigabsätze, Seidenstrümpfe, Strumpfhalter, Seidendessous oder Bügel-BHs, all die klassischen Stücke des konventionellen Reizwäsche-Sortiments, werden von den Frauen wiederentdeckt, ohne daß irgend jemand, von einigen Ausnahmen abgesehen, darin ein Zeichen für das Wiederaufleben von Sexismus sehen würde. Die homosexuelle Bewegung ist in eine Phase der sozialen Anerkennung und Unbeschwertheit getreten: der Erfolg des Wortes *gay* beweist die Eroberung der Öffentlichkeit, und am 19. Dezember 1979 organisiert Fabrice Emaer die erste Gay Party im Palace.

Jean-Paul Gaultier stellt sich gern als »Übersetzer« seiner Zeit dar. Aber im Gegensatz zu anderen, weit gefälligeren Übersetzungen, die aus ähnlichen Motiven heraus vorgeschlagen werden, etwa die spitzbübische Frau, die Chantal Thomass stilisiert, oder der kokette Mann, der von der heutigen Prêt-à-porter-Mode proklamiert wird, scheinen die seinen aus einem nicht zensierten Buch zu stammen: Gaultier nämlich zieht seine Epoche eher aus, als daß er sie einkleidet. Bei seiner ersten Herrenkollektion 1984 parodiert er das Klischee von der Frau als Objekt allein schon durch den Titel seiner Präsentation: »Der Mann als Objekt«, und im Frühjahr/Sommer 1985 (»Und Gott schuf den Menschen«) stellt er den »Rock für den Mann« vor. Gaultier rührt hier an ein Grundelement der westlichen Kultur: den sexuellen Dimorphismus. Daraus resultiert eine speziell männliche und eine speziell weibliche Kleidung. Doch wenn es auch eine Garderobe für die Frau und eine für den Mann gibt, so hat doch erstere, besonders seit dem 18. Jahrhundert, immer schon bei der letzteren Anleihen gemacht. Herrenmantel, Jackett, Weste, Krawatte und auch Hose wurden übernommen und so gewissermaßen ein zweiter Kleiderschrank geöffnet, ohne jedoch eigene Attribute und Vorrechte abzugeben. Noch Ende des 19. Jahrhunderts mußte Rachilde, die Autorin von *Monsieur Vénus*, eine polizeiliche Genehmigung einholen, um, als Mann gekleidet, ihrer journalistischen Tätigkeit nachgehen zu dürfen.[2] Heute müssen die Frauen keinen Ausweis mehr vorzeigen, um die anatomische Grenze in die eine oder die andere Richtung zu überschreiten.

Allerdings darf man die Abwandlungen, so klein sie auch sein mögen, die an der Herrenkleidung vorgenommen werden, wenn sie einmal in die Damengarderobe gewandert ist, nicht übersehen (bei Gaultier werden die Damenjacketts genauso geknöpft wie die Herrenjacketts), und das verändert sicherlich die Wahrnehmung dieser Grenze. In der Männerwelt jedoch bleibt die Grenze weiterhin unantastbar, als ob das Tabu, das diese erstaunliche Ungleichheit zementiert, der Mann im Rock wäre. Wie der Bermuda-Rock von Jacques Esterel 1966 ist auch der Männerrock von Jean-Paul Gaultier kein wirklicher Rock, sondern eine Hose, deren eines Bein sich wie ein Lendenschurz über das andere legt. Die Grenzüberschreitung ist also nur ein Trugbild, aber die Täuschung erfüllt perfekt (wie alle gut gemachten Täuschungen in der Mode) die Funktion eines Köders, um die Diskussion um die jeweilige Identität der beiden Geschlechter anzuheizen und zu polarisieren. Die Unisex-Mode Anfang der sechziger Jahre hingegen tendierte dazu, die Unterschiede aufzuheben.

Gaultier spielt mit einer hochexplosiven Mischung (»Eine Garderobe für zwei«, 1985), die aus dem spannungsgeladenen Zusammenrücken der Geschlechter resultiert. Jedes Geschlecht ist aufgerufen, seine eigenen Klischees und die des anderen zu erkunden oder auch zu verwerten, sei es aus Spielerei oder einfach aus Spaß an der Sache. Postfeministische Mädchen (bald nennt man sie kurz »Mädchen«, gemäß der neuen Bedeutung, die das Wort in den achtziger Jahren erhält) kokettieren in schwarzen Lederdessous und roter Spitzenwäsche, prahlen in Korsett-Smokings oder aalen sich in hautengen Kleidern mit Rückendekolletés bis zum Po. Die postphallokratischen Jungen oder Machos (bald nennt man sie kurz »Jungen«) schlendern lasziv auf

Basketballschuhen mit überdimensionierten Sohlen, lassen ihre Brust in rückenfreien Tops schwellen, räkeln ihre Schultern in Pelzdekolletés oder posieren in Schleierhütchen. Mal werden sie stilisiert als »homme fatal«, »joli monsieur« oder »French gigolo«, mal als »Rockstar«, »Robin Hood« der Städte, »Stadtcowboy« oder »homme couture«. Im Saal provoziert diese Überfrachtung an Klischees, diese Art, Mode zu machen, als handle es sich um ein Versehen oder einen Ausrutscher, Gelächter, Pfiffe und Aufregung. Einen schlichteren Ausdruck findet seine Mode in den Kostümen, die er für die Welttournee der Sängerin Madonna 1990 entworfen hat: ein dunkler Herrenanzug, über einem lachsfarbenen Korsett getragen. Dieser Aufzug ist in seinen Augen ein vollkommener Ausdruck zeitgenössischer Mode. »Die Brust durchdringt das Jakkett, das ist die Wiedervereinigung von Macht und Sinnlichkeit«[3], erklärt er. Ein Jackett, ein Korsett, aber auch ein gestreifter Anzug, ein Redingote, ein Pyjama, eine Kombination oder eine Bomberjacke – im Laufe seiner Kollektionen entdecken Presse und Publikum die Schlichtheit und klassische Form dieser Meisterstücke ebenso wie ihre sorgfältige Herstellung und Verarbeitung: den Futterstoff, der mehr ist als nur einfach ein Futter, das Knopfloch am Ärmel, das noch mit Recht ein Knopfloch genannt werden kann, die kleine Steppnaht (die *travette*, wie man bei Gaultier in einem französisierten Italienisch sagt), die den Winkel einer Tasche ziert, einen Abnäher stoppt oder das äußerste Ende einer Naht markiert. Jean-Paul Gaultiers technische Perfektion, die als beruhigendes Zeichen eines gesunden Menschenverstandes gelobt wird (schließlich ist ein Kleidungsstück dazu da, um getragen zu werden, und muß vertrauenswürdig sein), ist sicher auch Ausdruck seiner Sehnsucht nach jener Haute Couture, die er einerseits in seinen Lehrjahren entdeckt und von der er andererseits in seiner Jugend geträumt hat.

Darüber hinaus erscheint die Haute Couture bei Gaultier als eine Art Archäologie weiblicher Schönheitskünste und Raffinessen, kitschig und fetischistisch zugleich. Seine Fundgrube ist seine eigene Erinnerung, seine Eindrücke, die er als kleiner Junge gehabt hat, als er in einem Vorort lebte und die Liturgie der Weiblichkeit in den Frauenzeitschriften und bei der Großmutter, seinem Schutzengel und seiner Lehrmeisterin, entdeckt hat. Die Schwaden von Reispuder, die seine Kindheit benebelten, der Geruch von Schminke, die Ausdünstungen von Reinigungsmilch und Nagellackentferner läßt er über dem Flakon seines *Eau de Toilette* erstehen, das wie eine weibliche Brust geformt ist. Es ist, als ob sie auch um diese Büste und das Korsett aus matt geschliffenem Glas schwebten, die die Geschichten jener Frauen des 19. Jahrhunderts verschließt, die sich so fest schnürten, daß sie ohnmächtig wurden, wie ihm seine Großmutter erzählte. Stimmungen einer Kindheit, die er im Schatten einer guten Fee mit silbernen Haaren verbracht hat, in geschlossenen Zimmern, in denen »die Sonne die Gegenstände gelb färbte«[+], so daß auf seiner Farbpalette gepuderte Pastelltöne und vergilbte Farben vorherrschen: Sepia, Pfirsichrot, Senfgelb oder Flaschengrün, Schokoladenbraun, Orange, Rostrot, Altrosa, Lachsrot und Bananengelb, die seinen Kleidern mit der gleichen Penetranz eine verschlissene Nuance geben wie ein ranzig gewordenes Parfum. Bei Gaultier ist die Mode von seiner persönlichen Geschichte getränkt, die durch die Farbfilter eines Photoromans erzählt wird. 1990 hat er denn auch in dieser in den fünfziger Jahren bedeutsamen Gattung populärer Literatur die Autobiographie eines Jungen veröffentlicht, *A nous deux la mode!*, der fasziniert und faszinierend ist und zudem wild entschlossen, sich mit der Königin anzulegen.

Last not least, Paris nimmt eine zentrale Rolle unter seinen Idolen ein. Wohin ihn auch seine Reisen in Sachen Mode führen, Gaultier kehrt immer wieder nach Paris zurück. Sei es das multikulturelle

Pflaster von Barbès, die Pigalle der Cancan-Tänzerinnen von Toulouse-Lautrecs Plakaten, die belebten Boulevards von Arletty aus *Les Enfants du paradis* oder das Paname, das nach Yvette Horners Akkordeon tanzt – Paris ist die Hauptstadt seiner Obsessionen, die Muse seines beharrlichen Schaffens. Die Pariserin, von der Jean-Paul Gaultier in seiner Sommerkollektion von 1995 träumt, mit ihren »Gesten von früher«, ihrer »behandschuhten Hand, die den anderen Handschuh hält«, ihren »hohen Absätzen, die das Bein verschönen«[5], vereinigt in sich ein Ideal, das er als Bilderverehrer anbetet und als Bilderstürmer zerstört.

Paris, 1. April 1996

ANMERKUNGEN

1. *Paris-Match*, 24. April 1986
2. Christine Bard, *Les Filles de Marianne. Histoire des féminismes 1914-1940*, Fayard, Paris 1995, S. 200
3. *Elle*, 21. März 1990
4. *Beaux-Arts*, Oktober 1993
5. *Marie-Claire*, Februar 1995

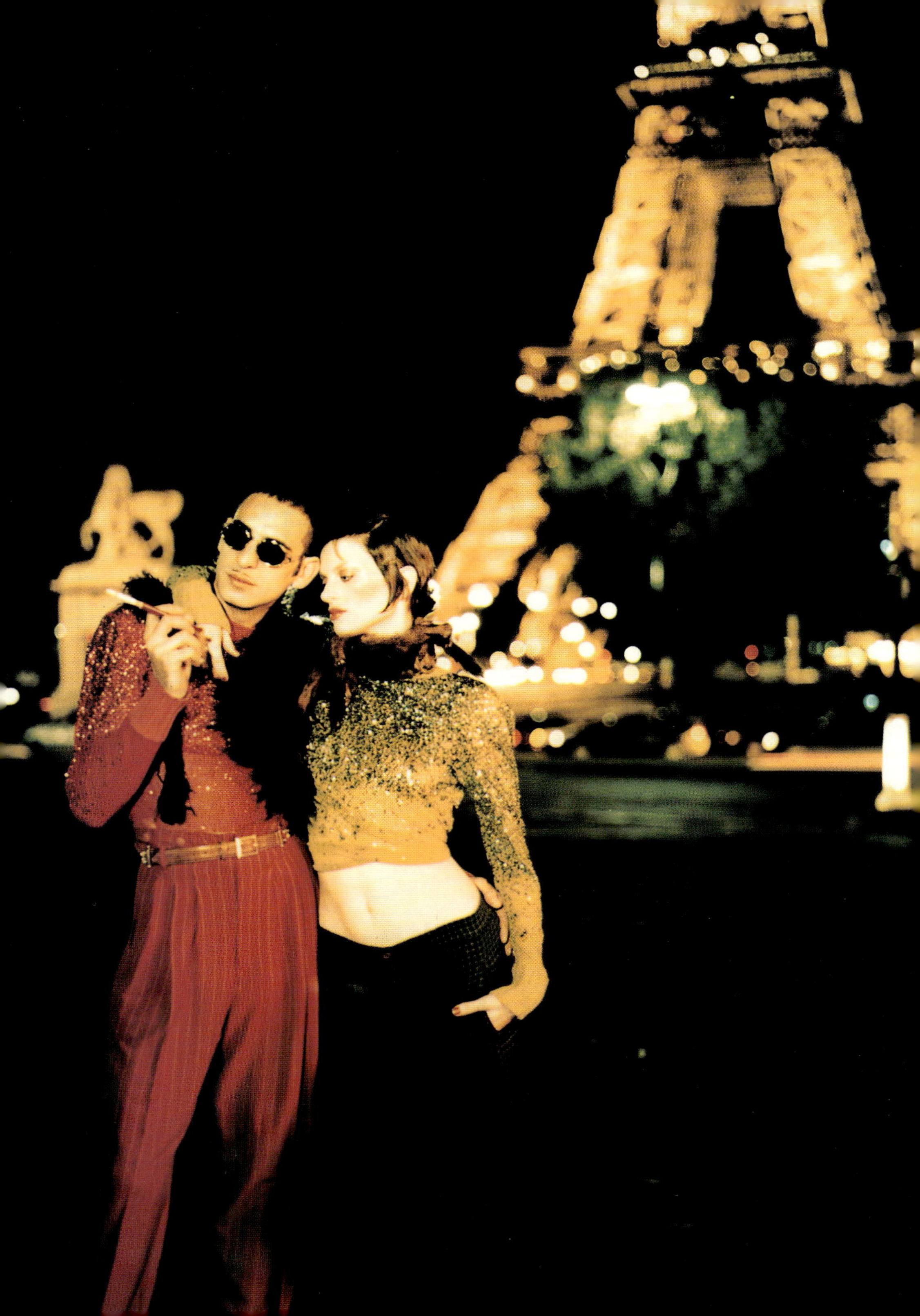

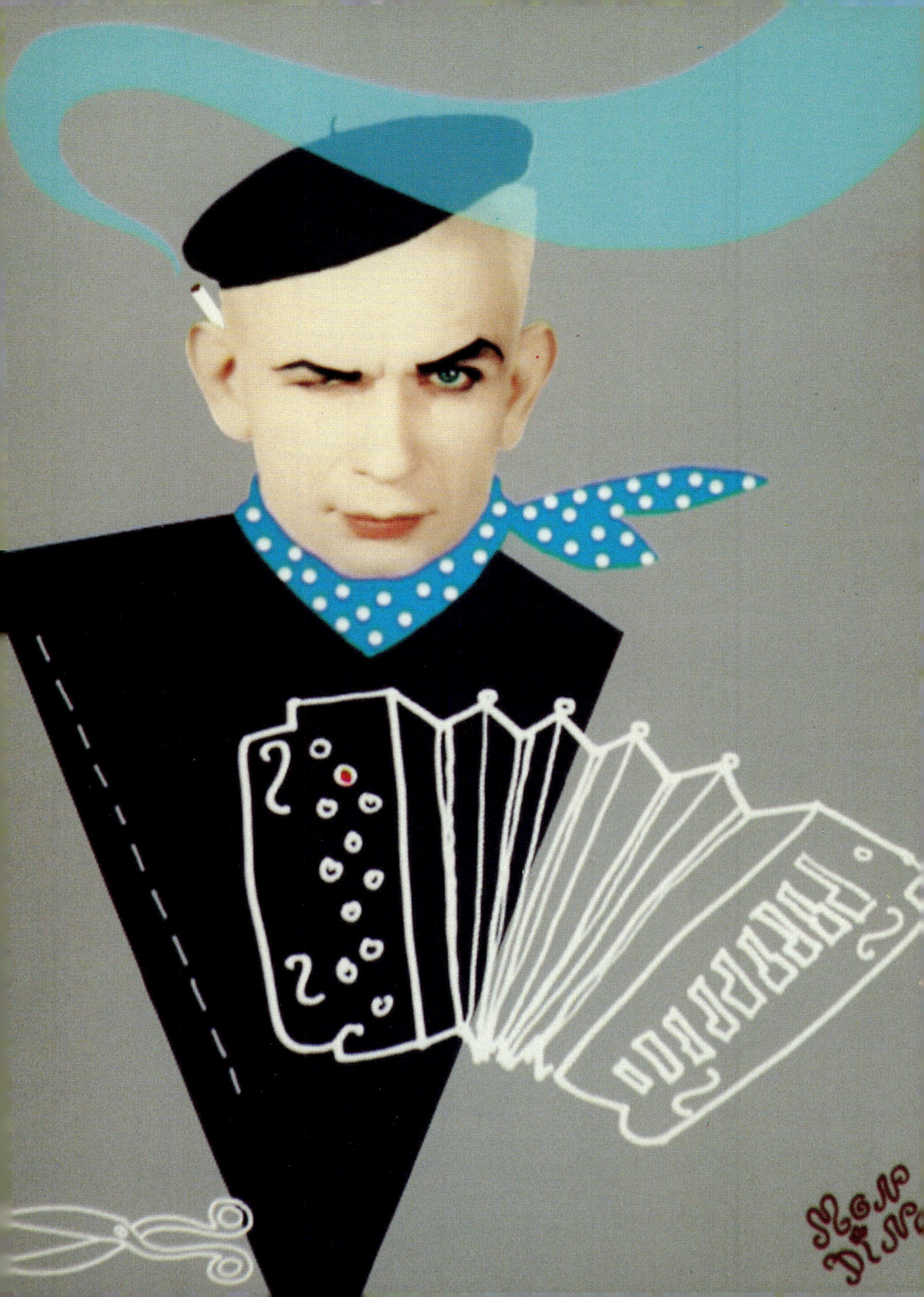

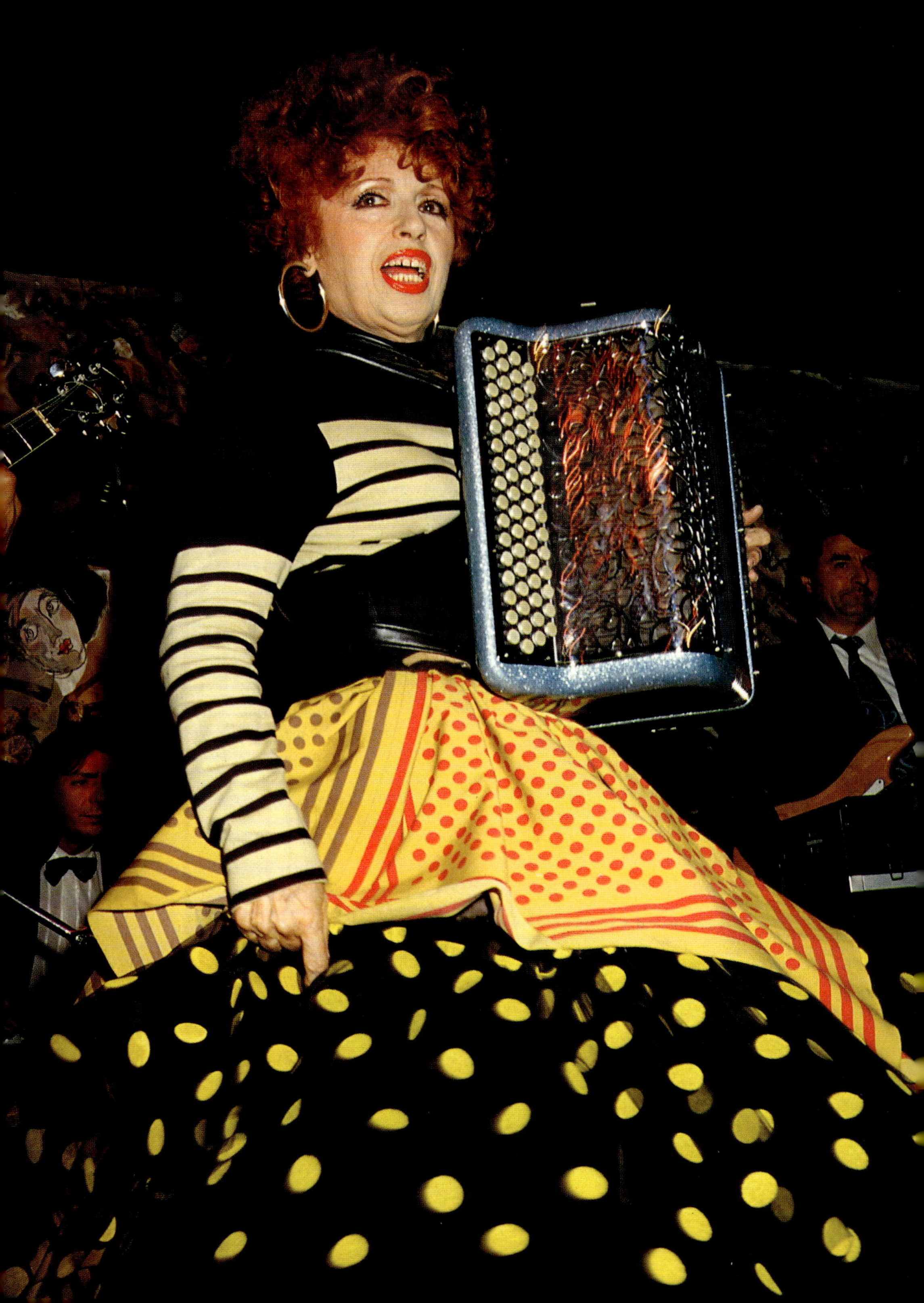

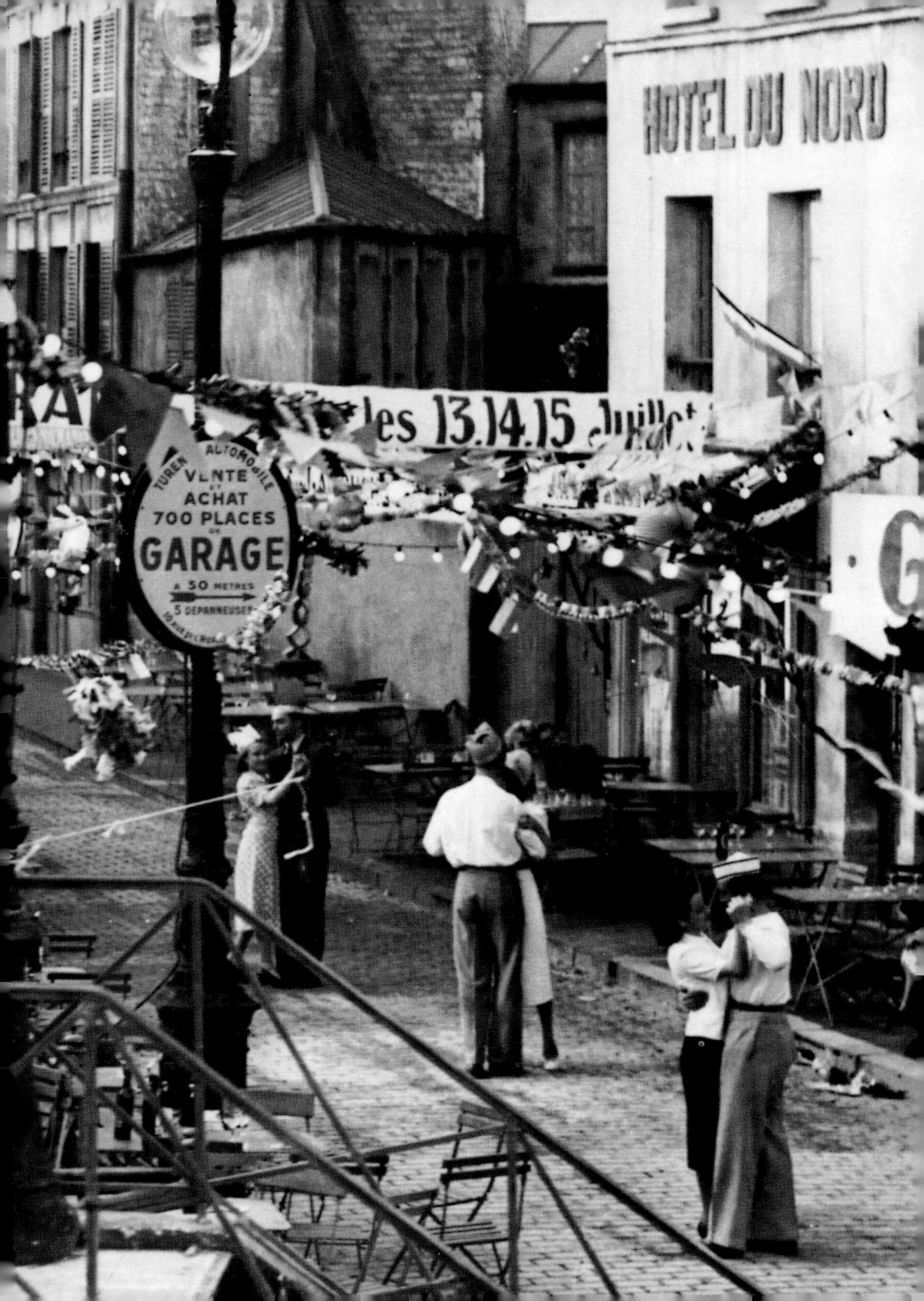
HOTEL DU NORD
les 13.14.15 Juillet
AUTOMOBILE
VENTE
ACHAT
700 PLACES
GARAGE
A 50 METRES
5 DEPANNEUSES

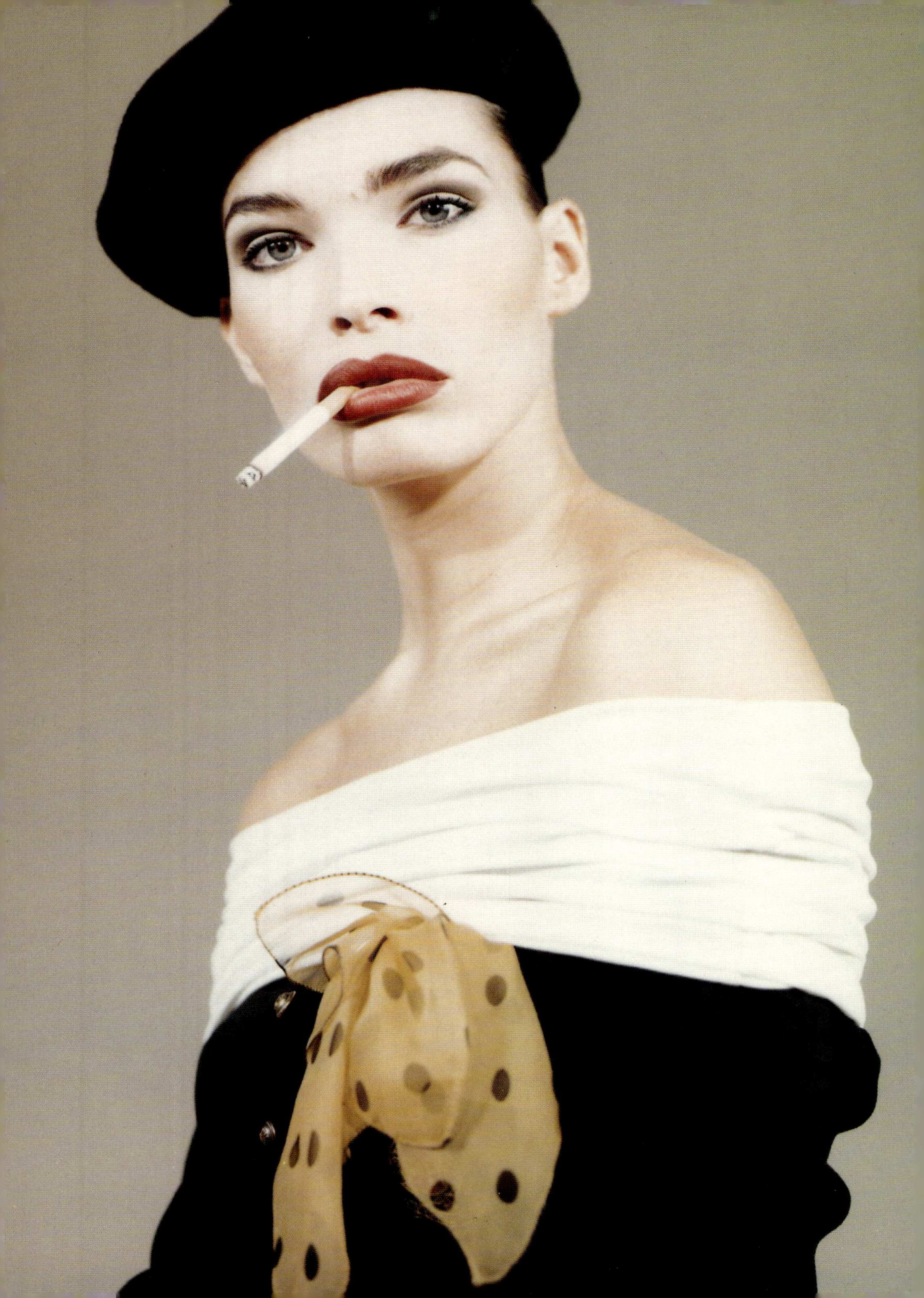

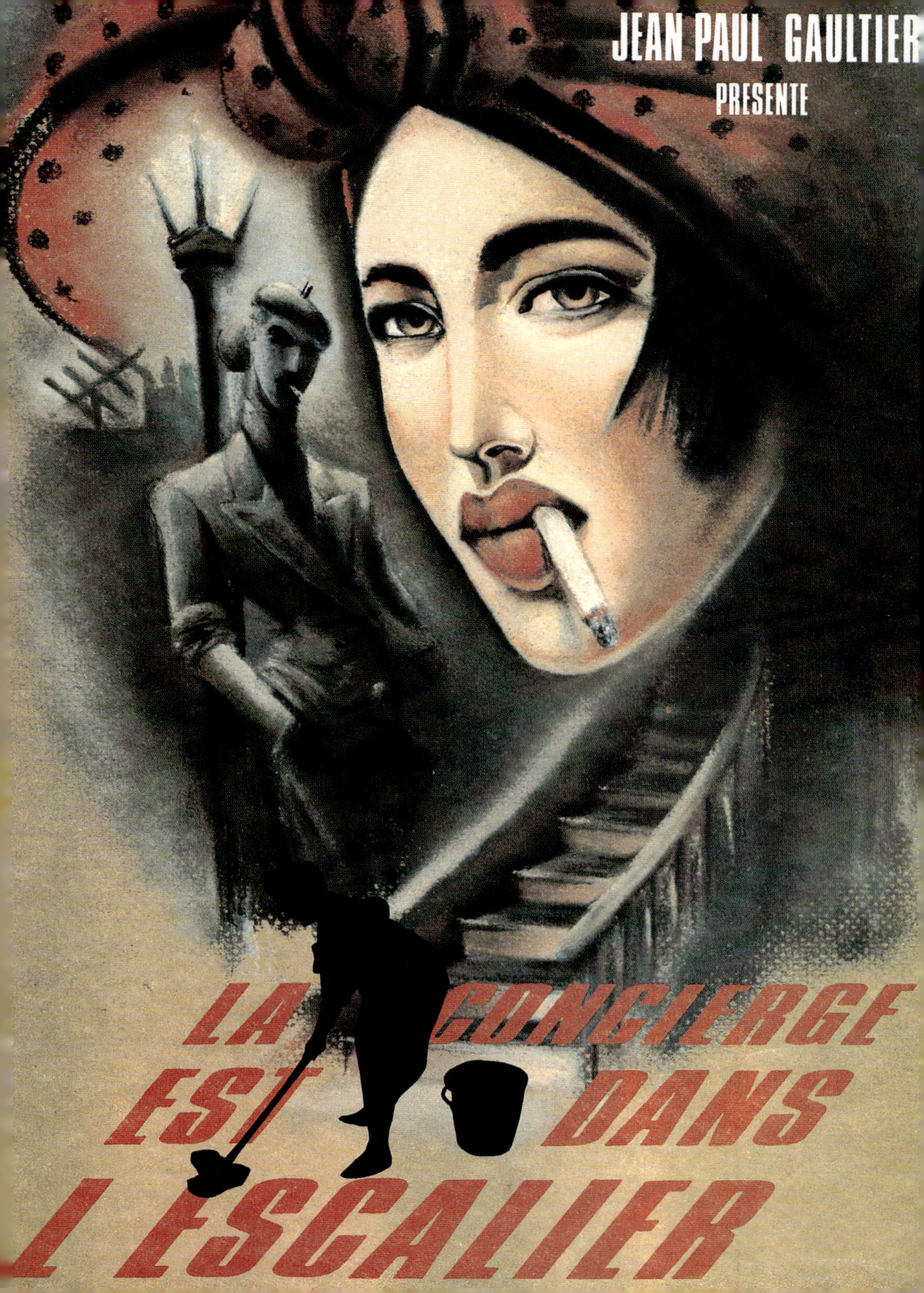
JEAN PAUL GAULTIER
PRESENTE
LA CONCIERGE
EST DANS
I ESCALIER

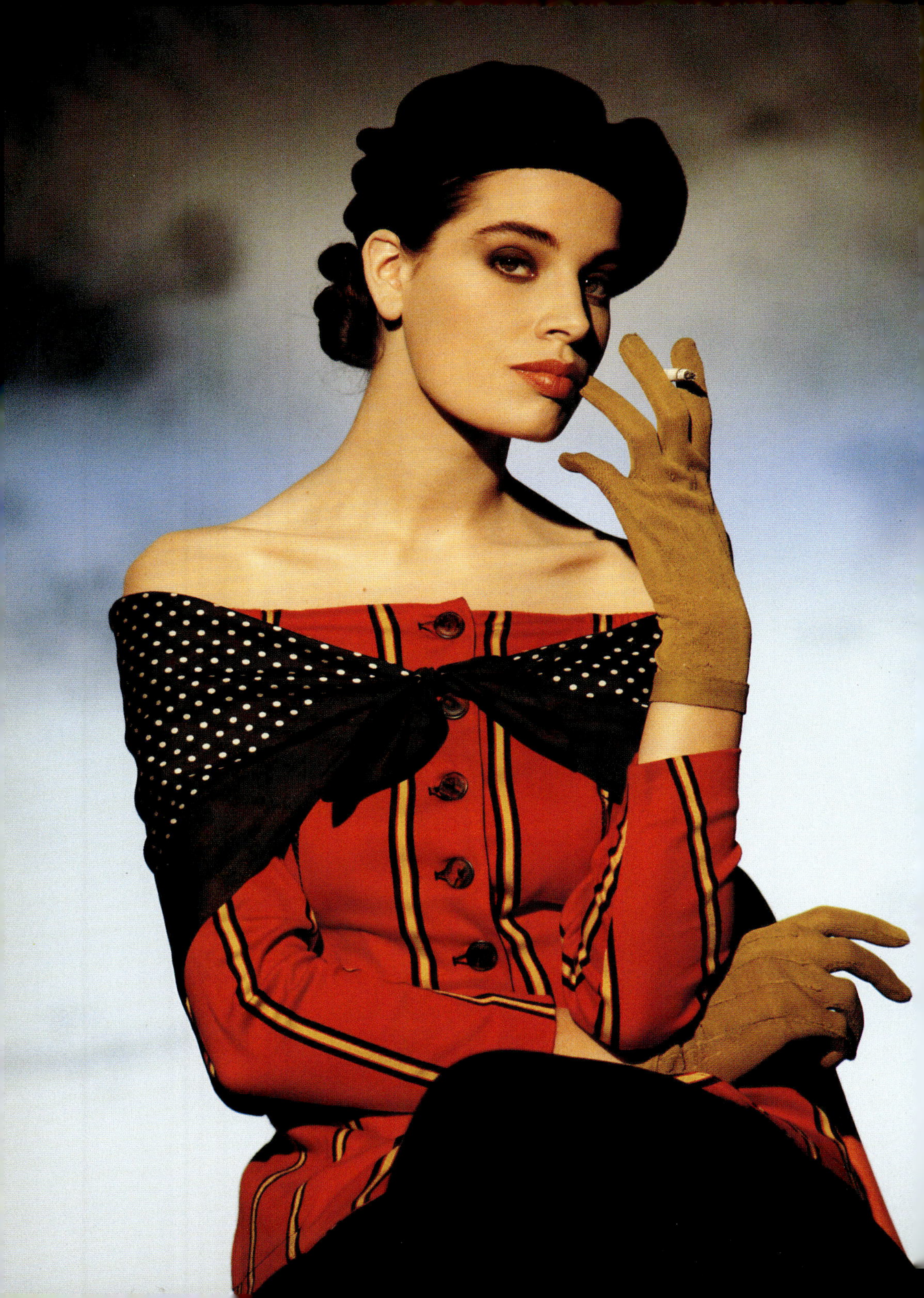

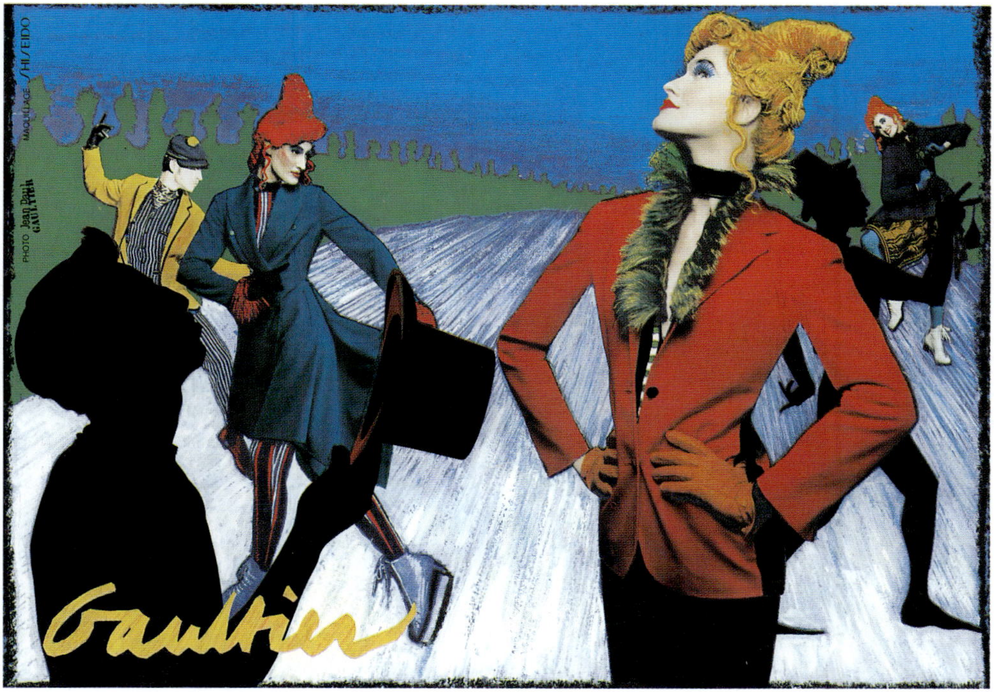
PHOTO Jean Paul GAULTIER
MAQUILLAGE SHISEIDO
Gaultier

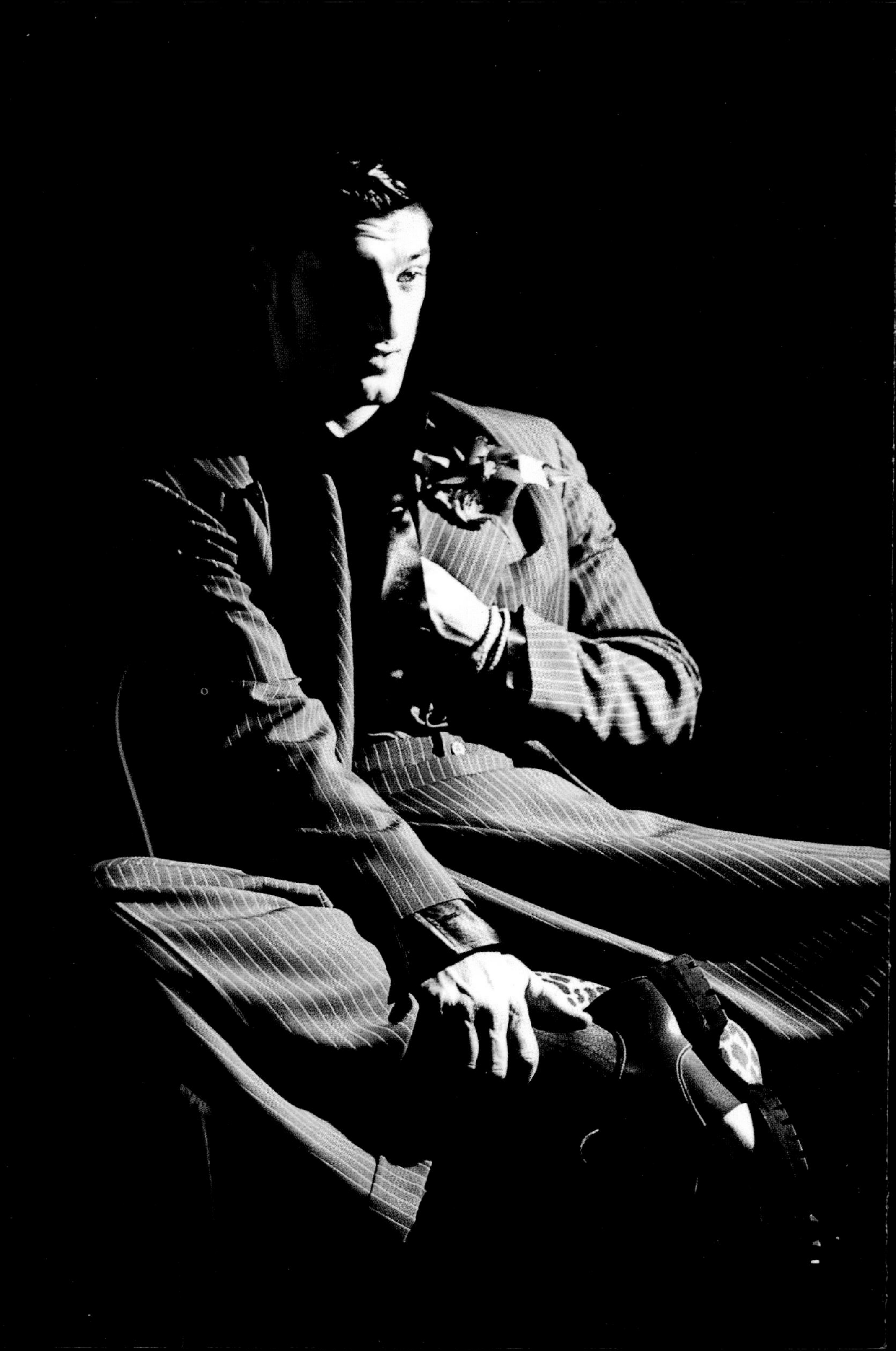

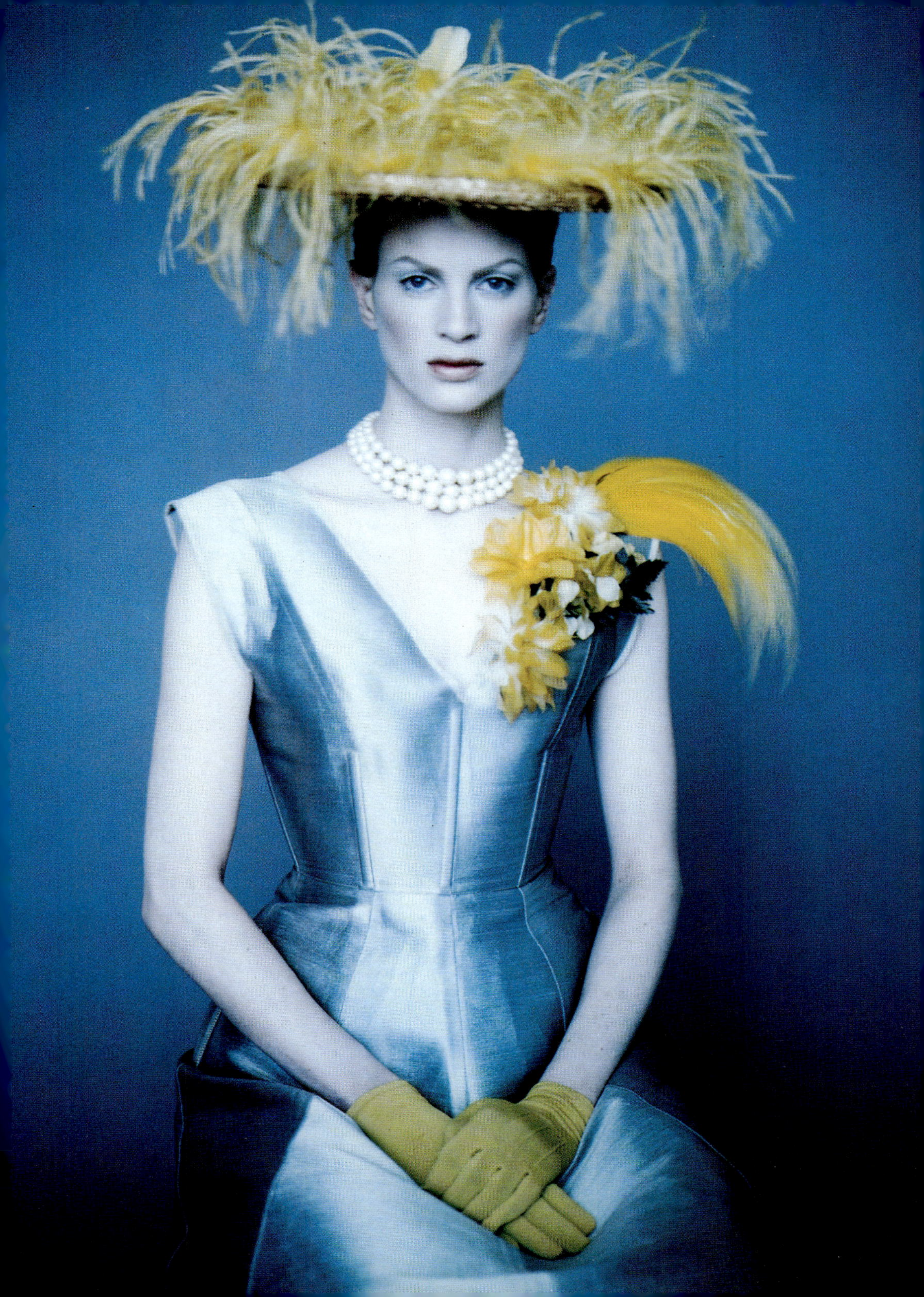

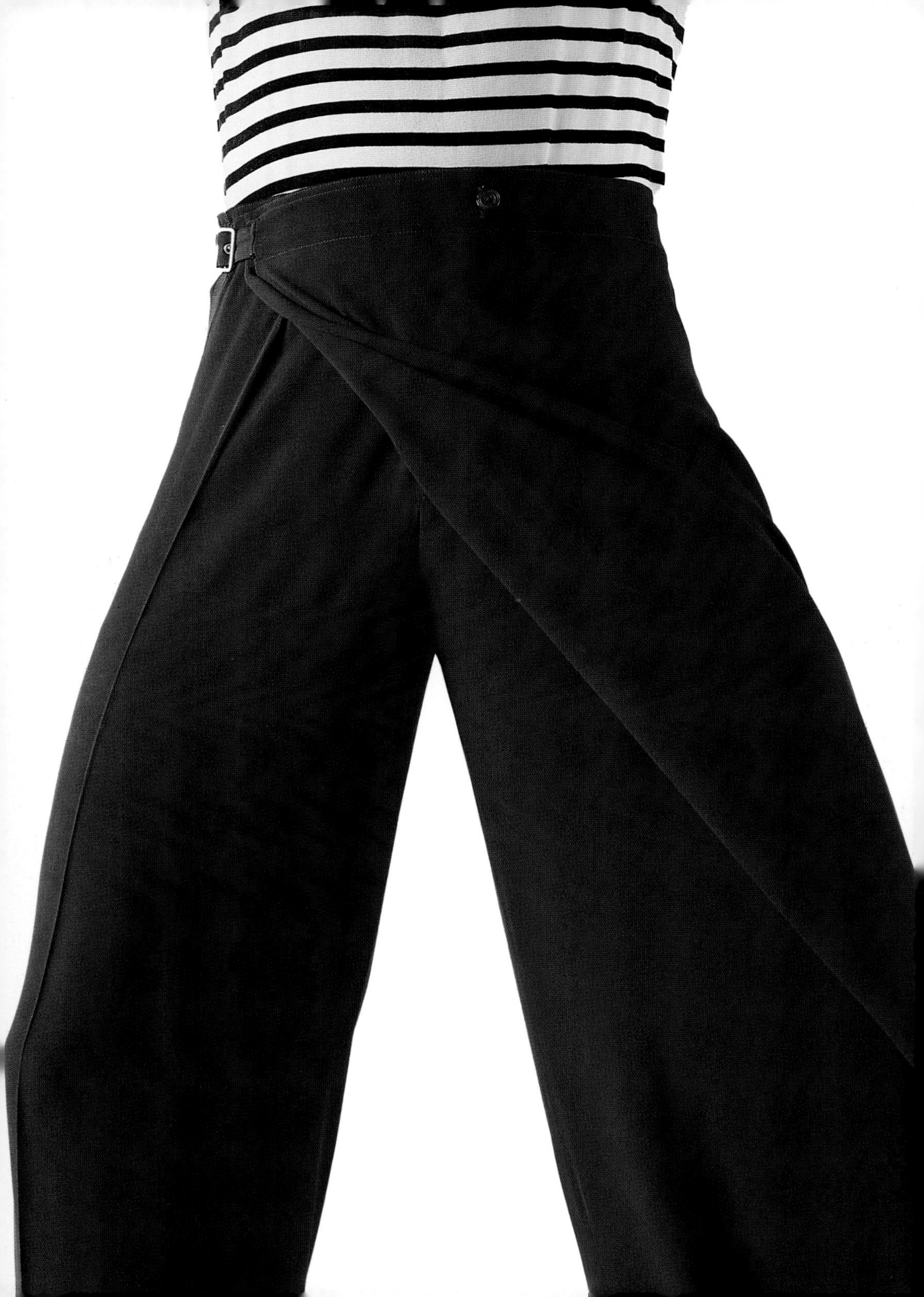

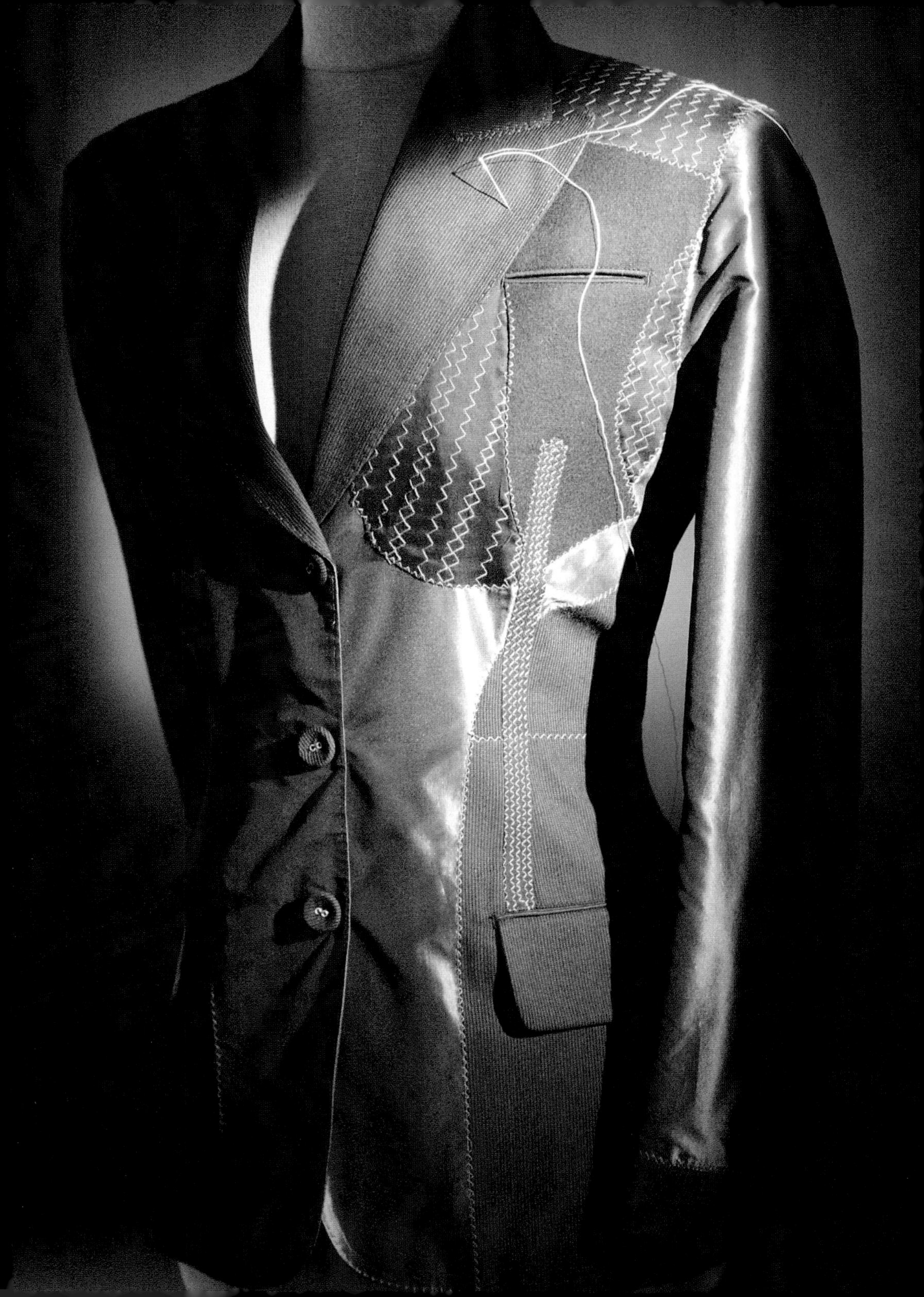

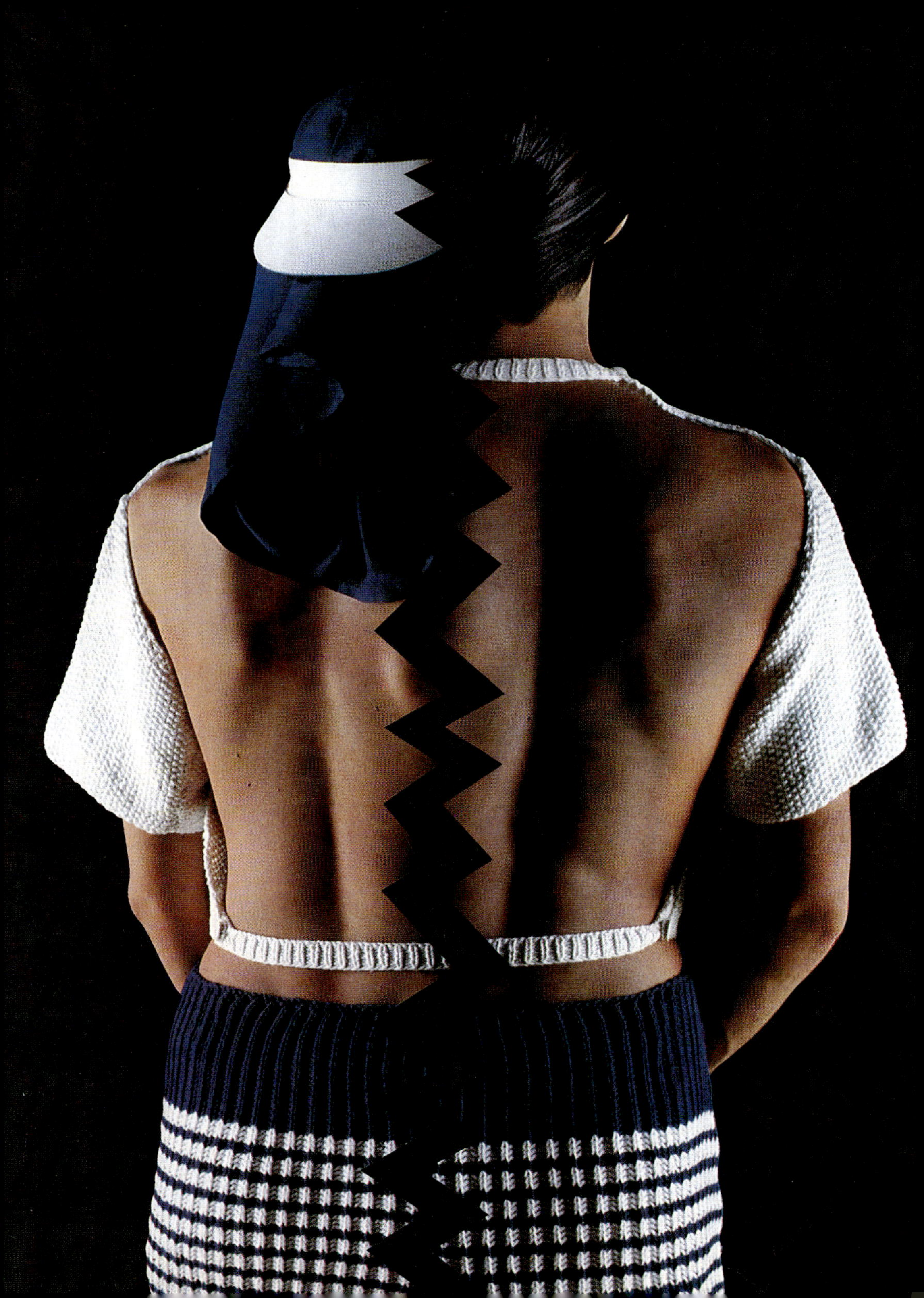

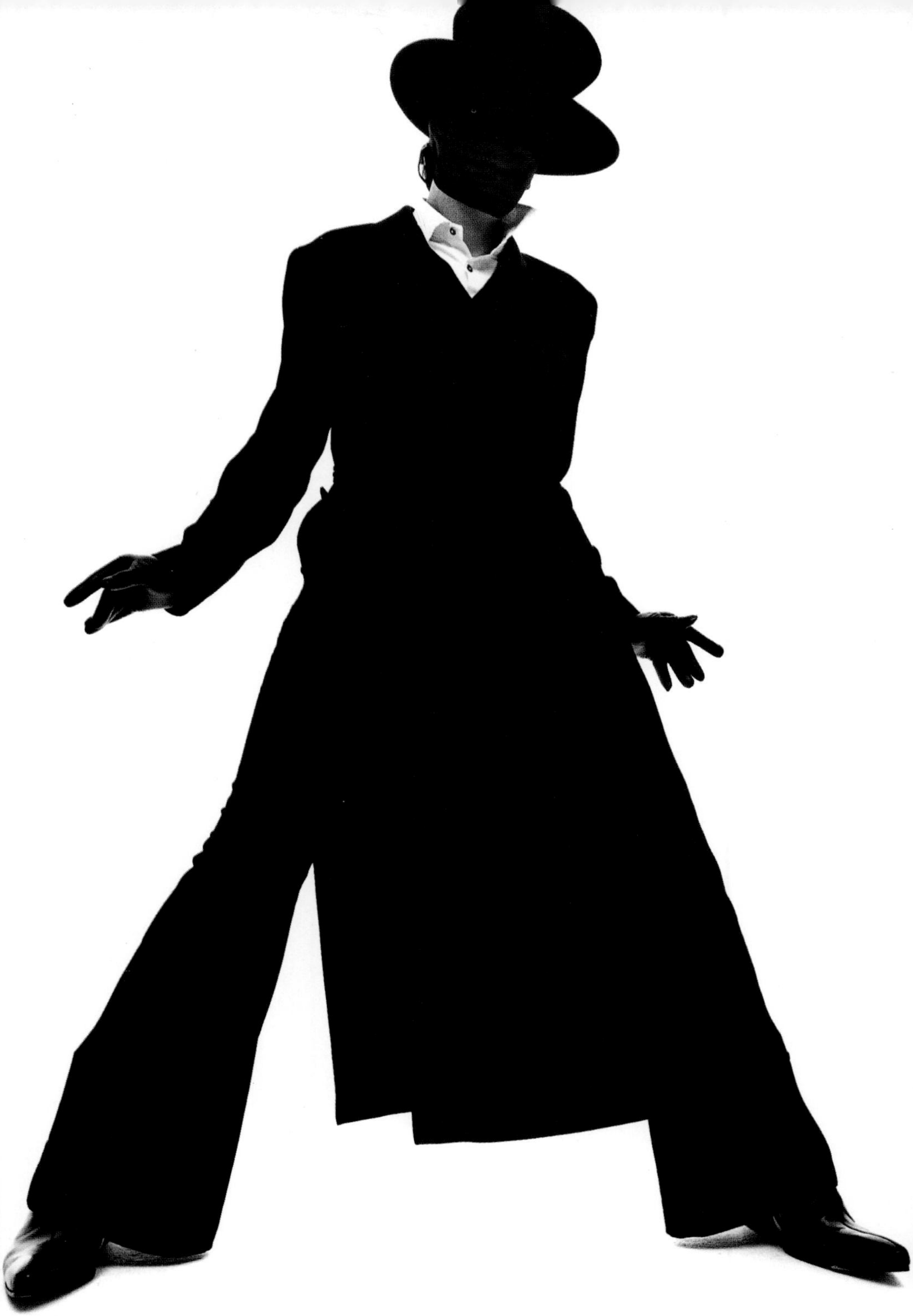

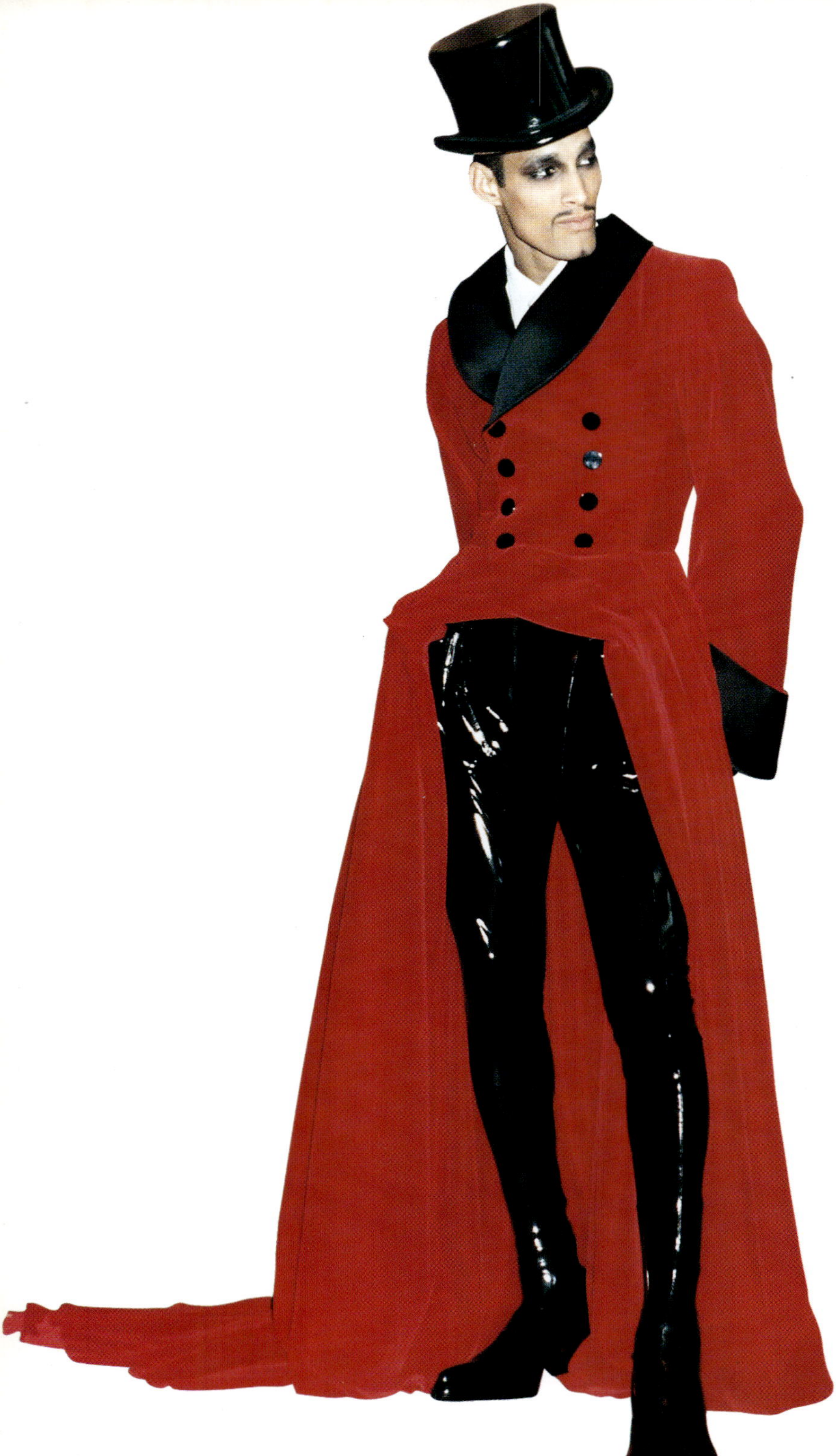

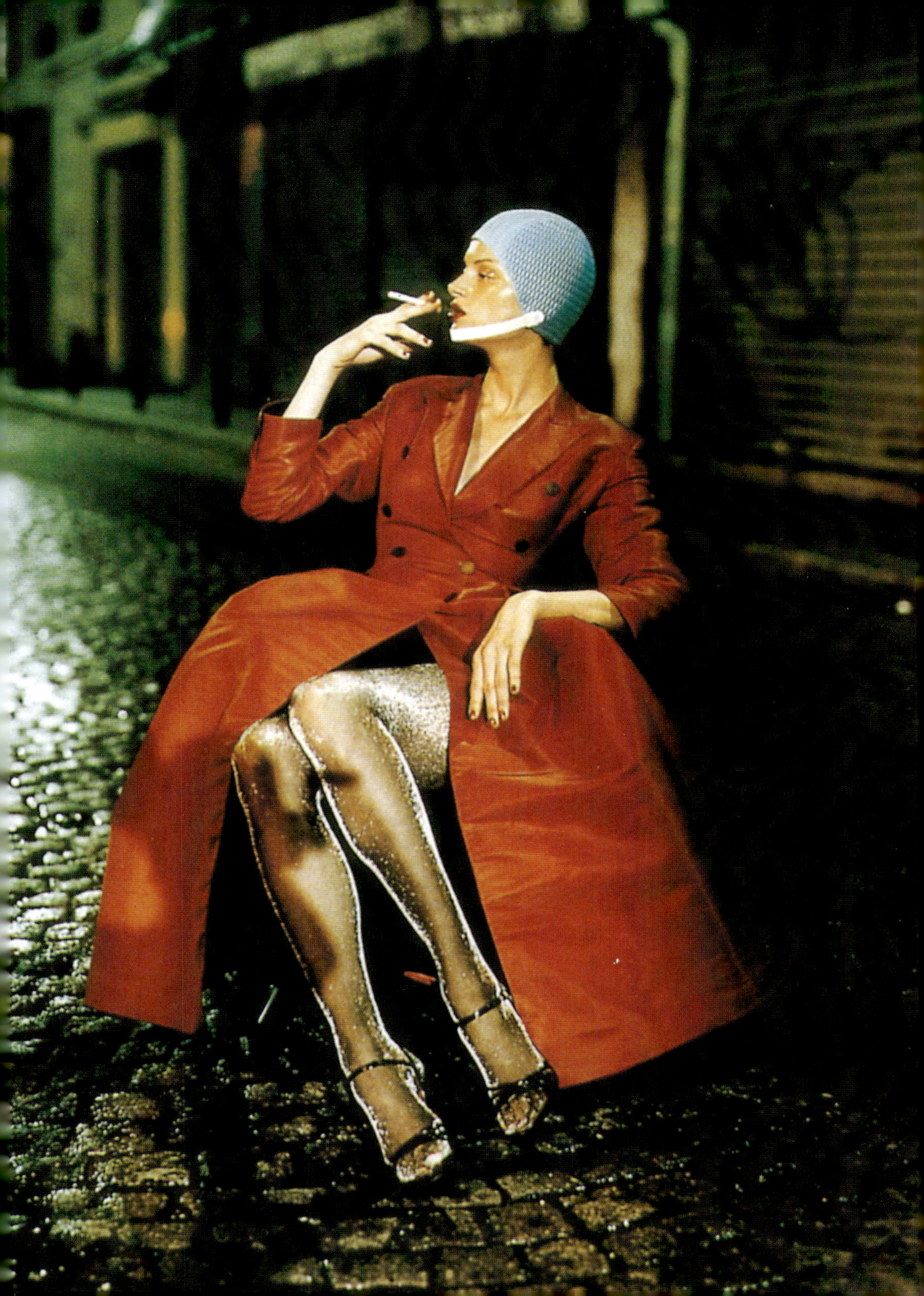

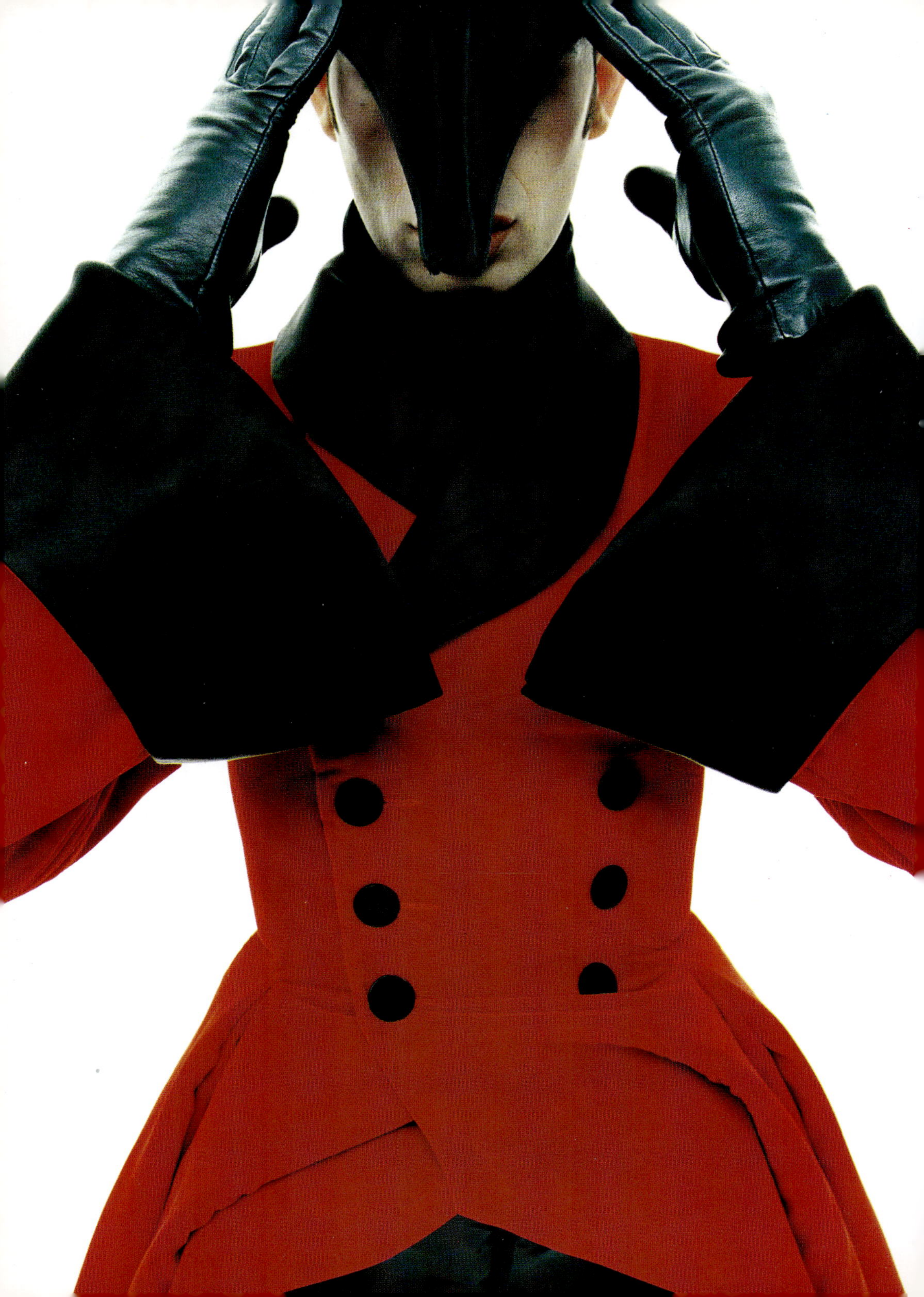

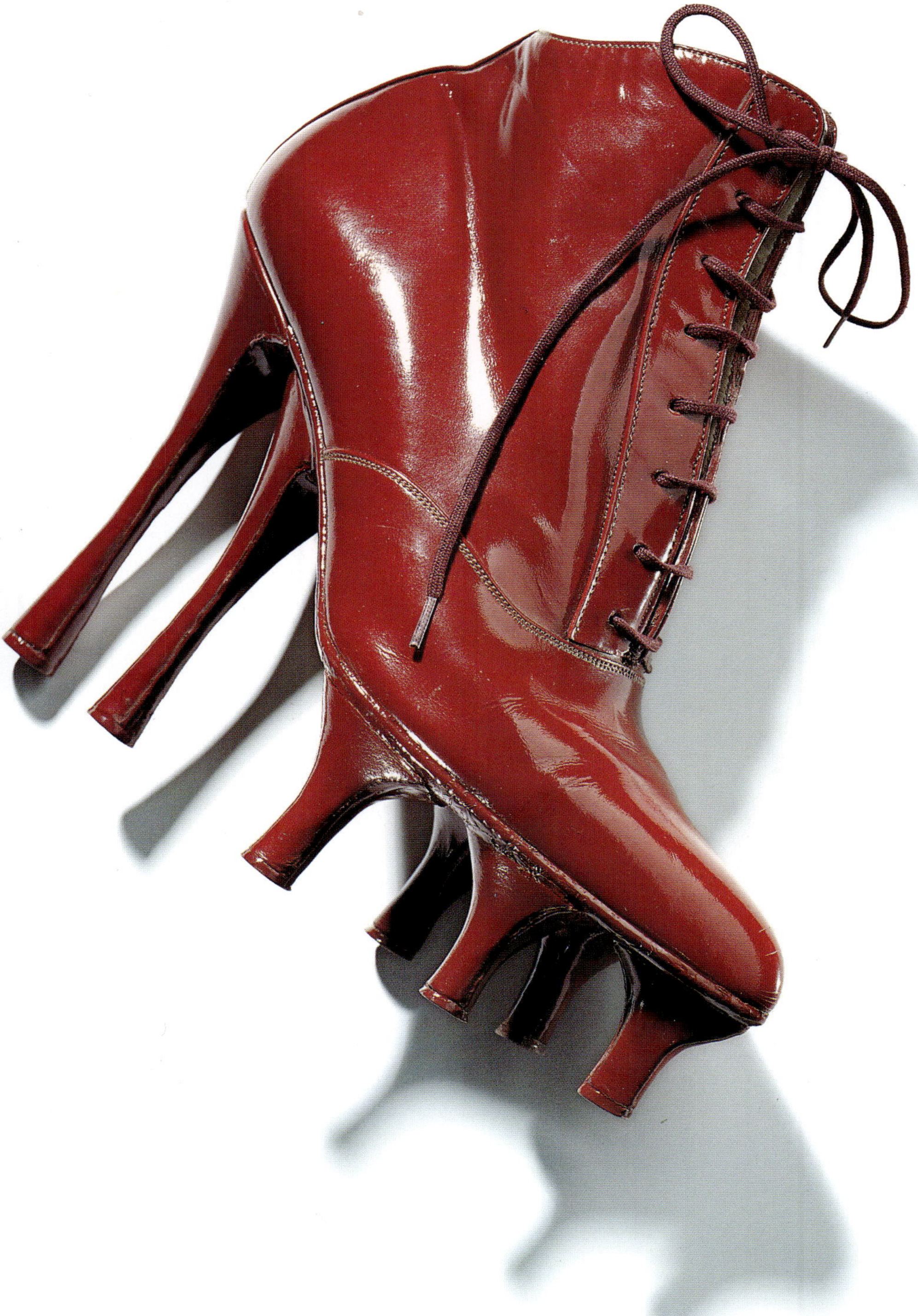

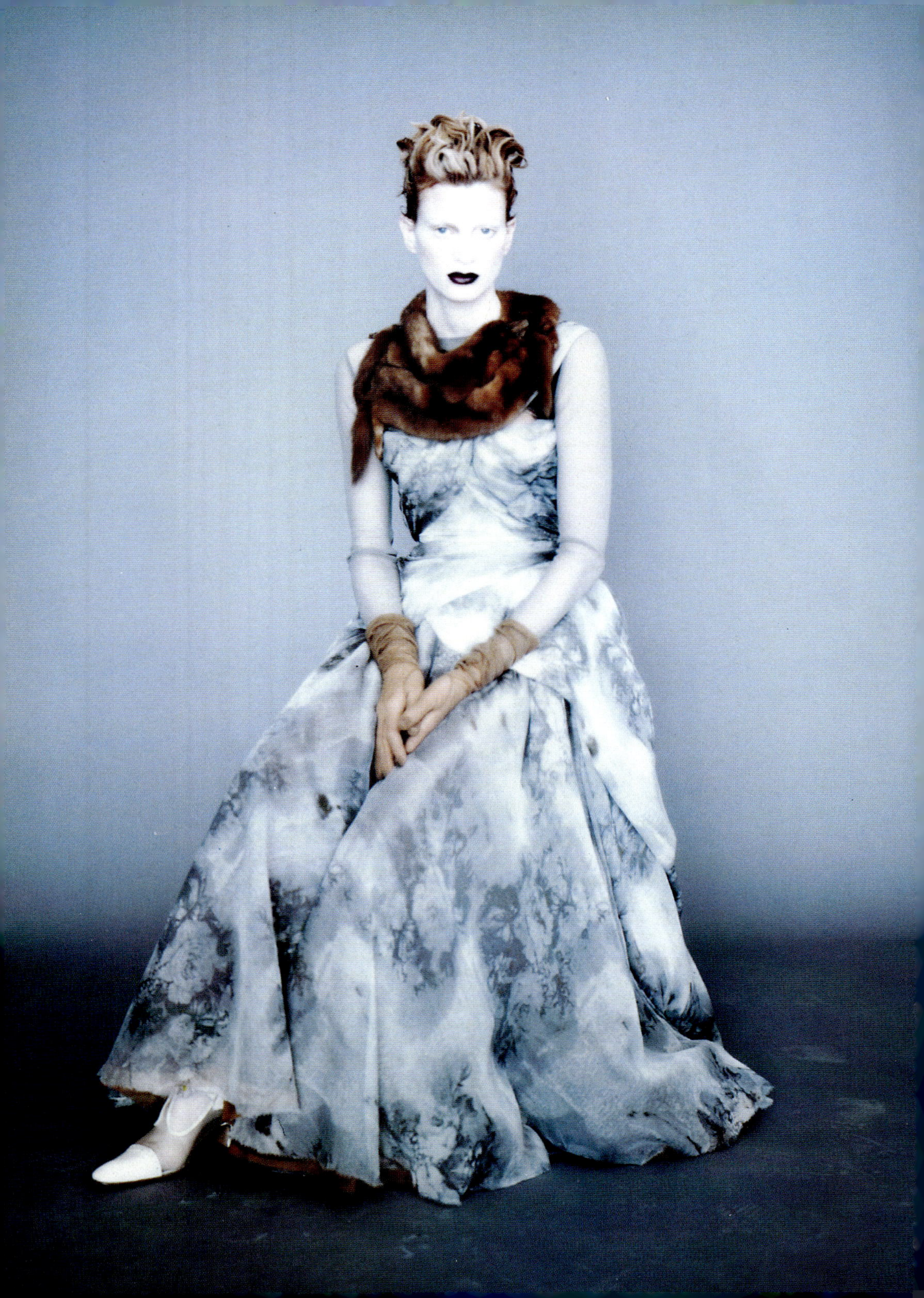

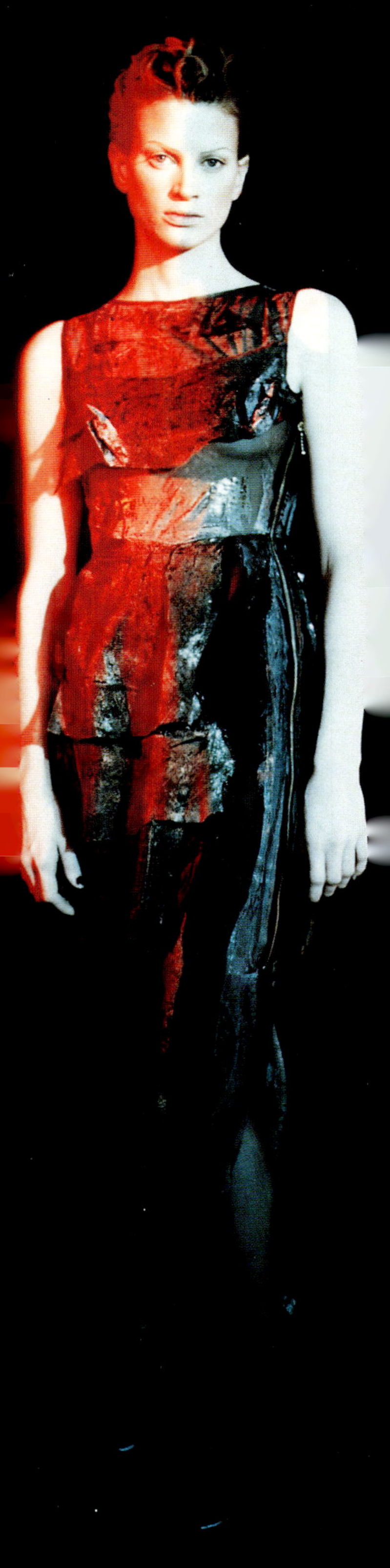

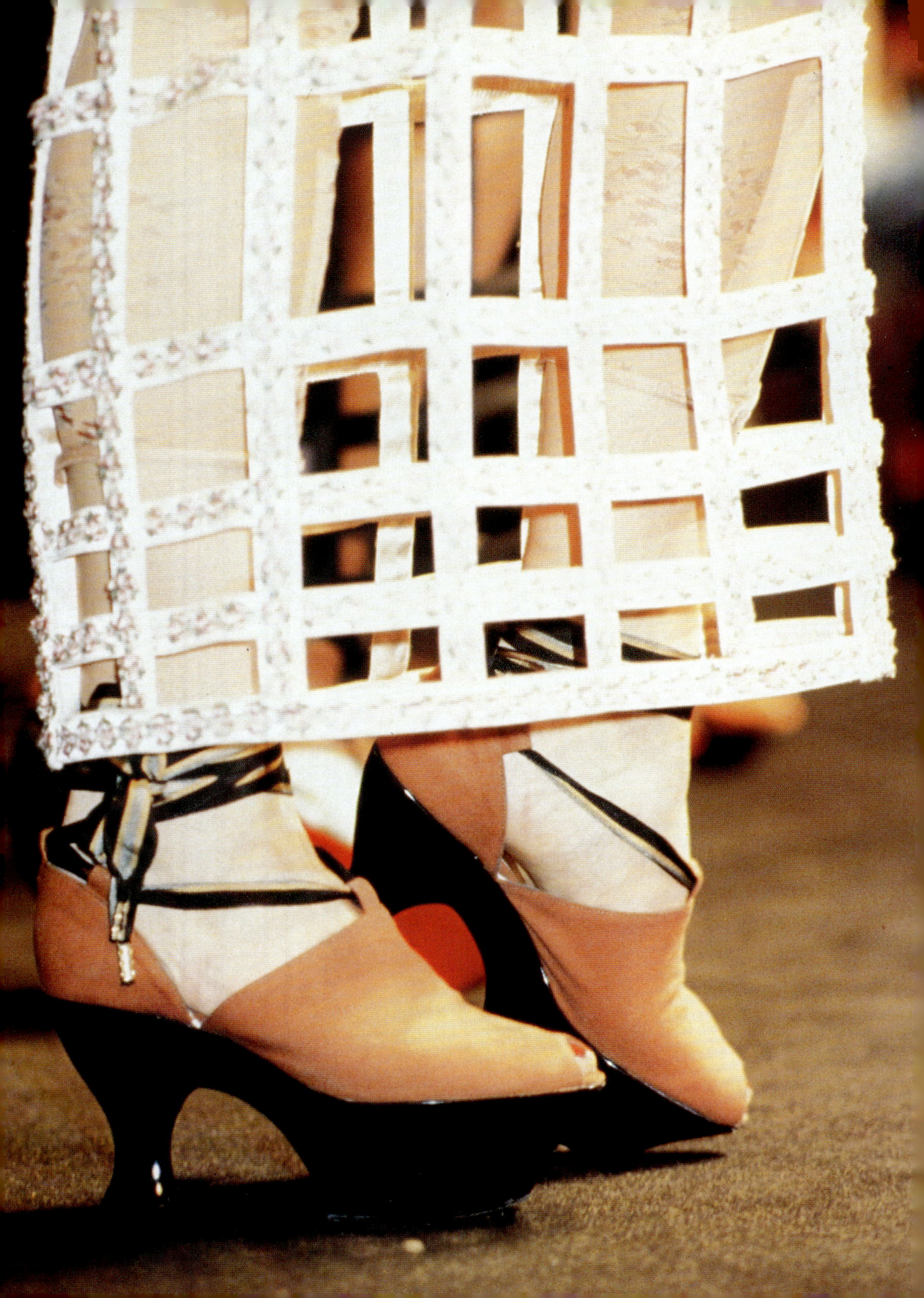

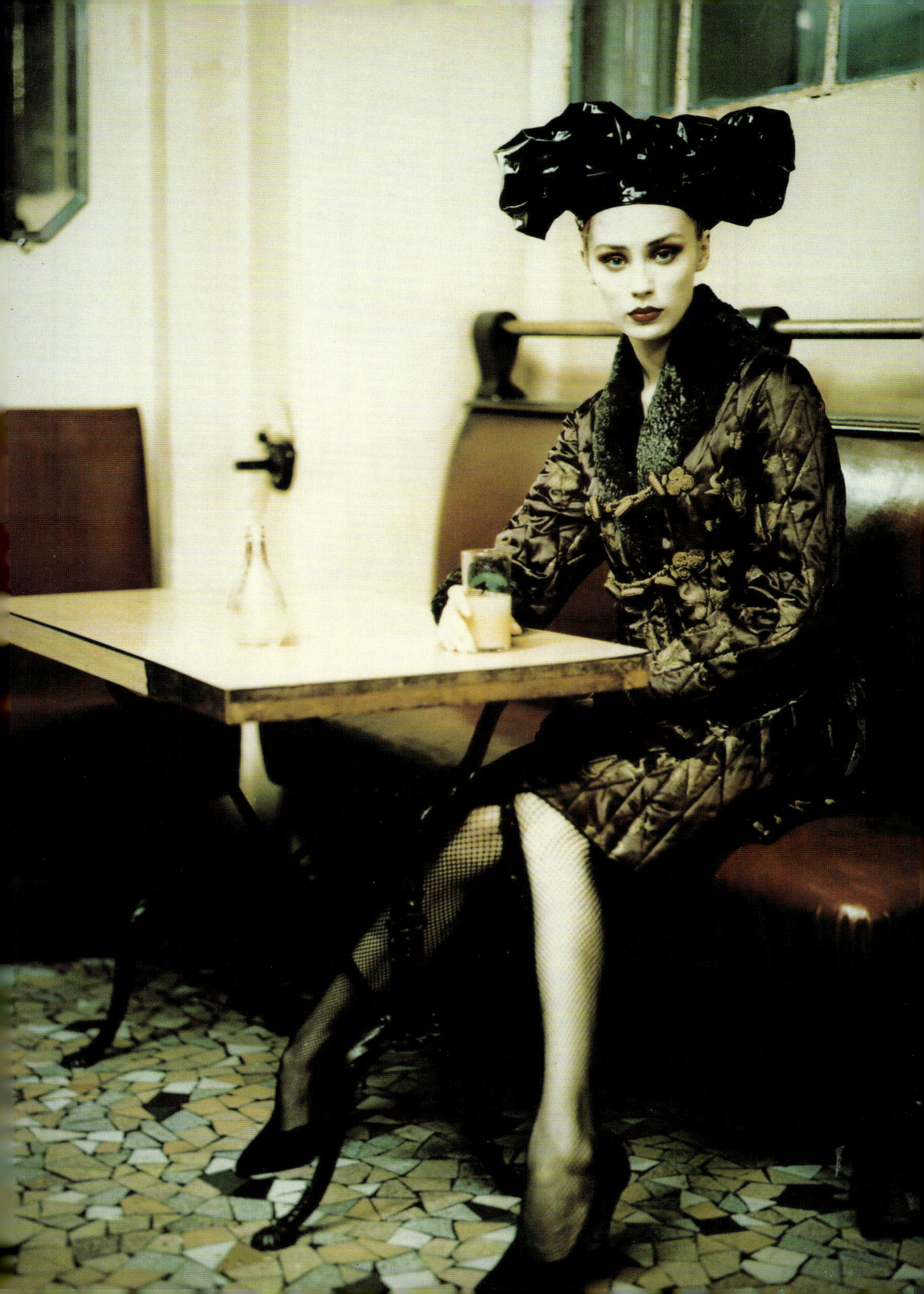

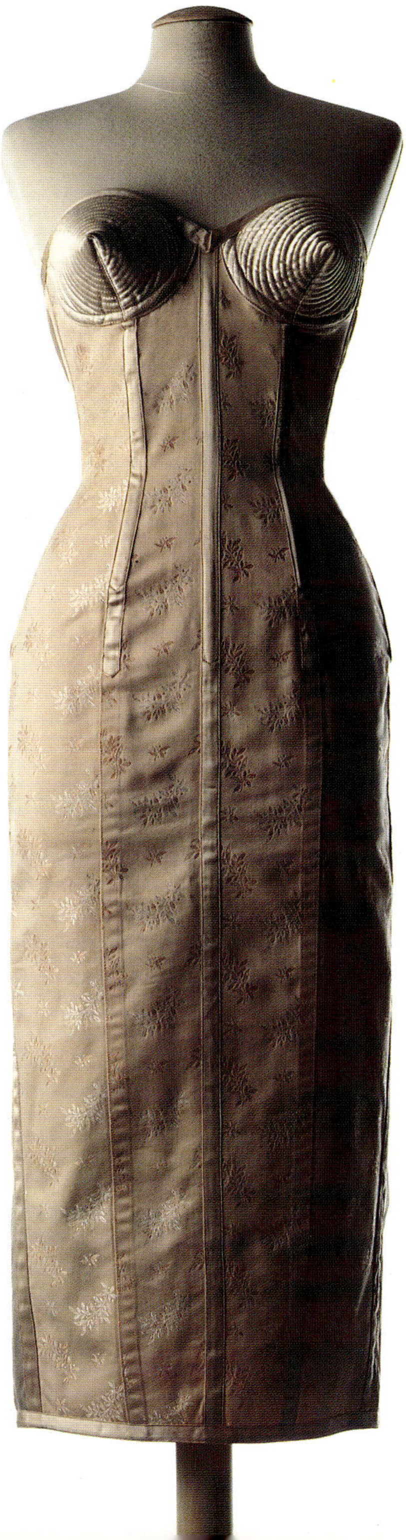

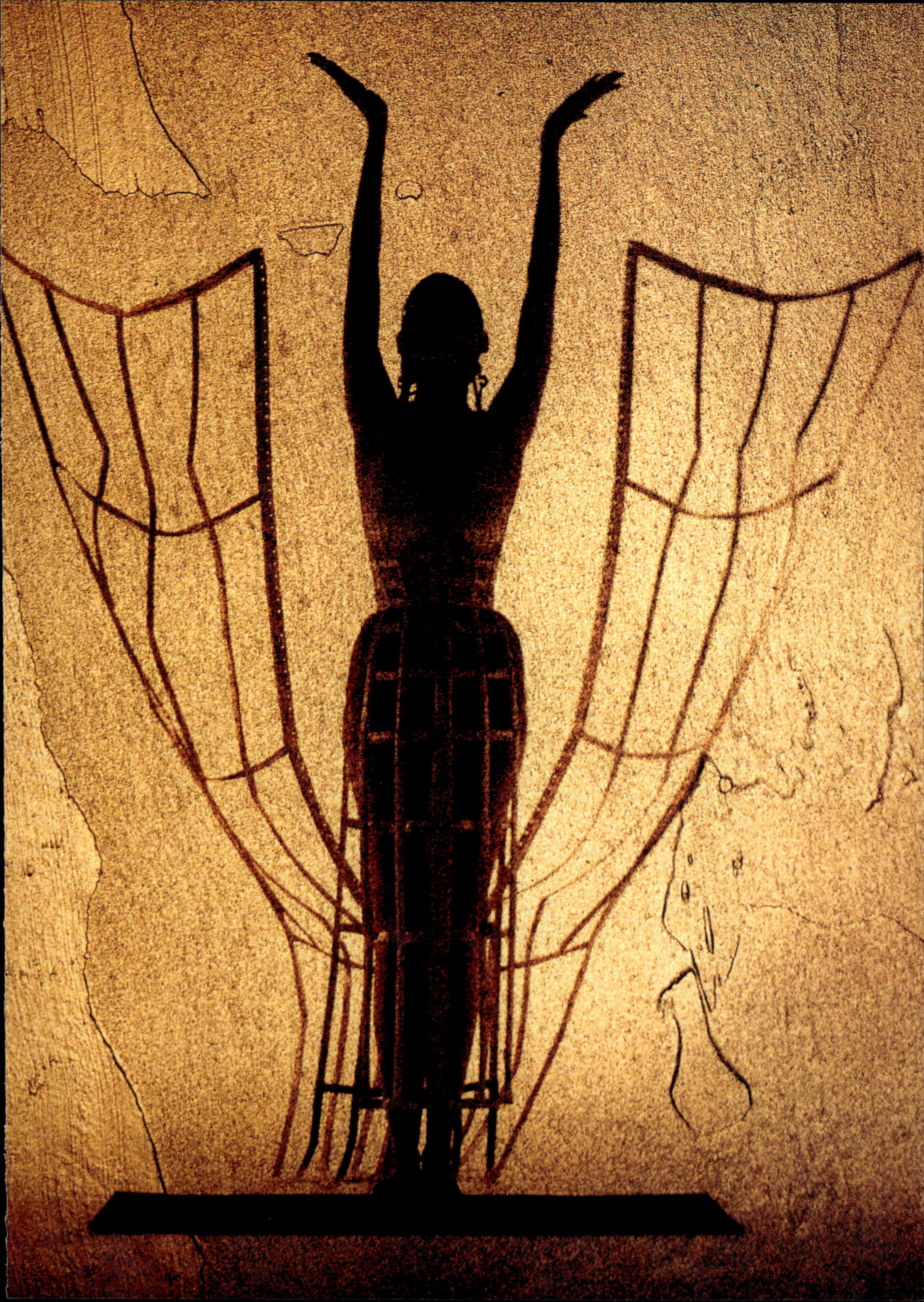

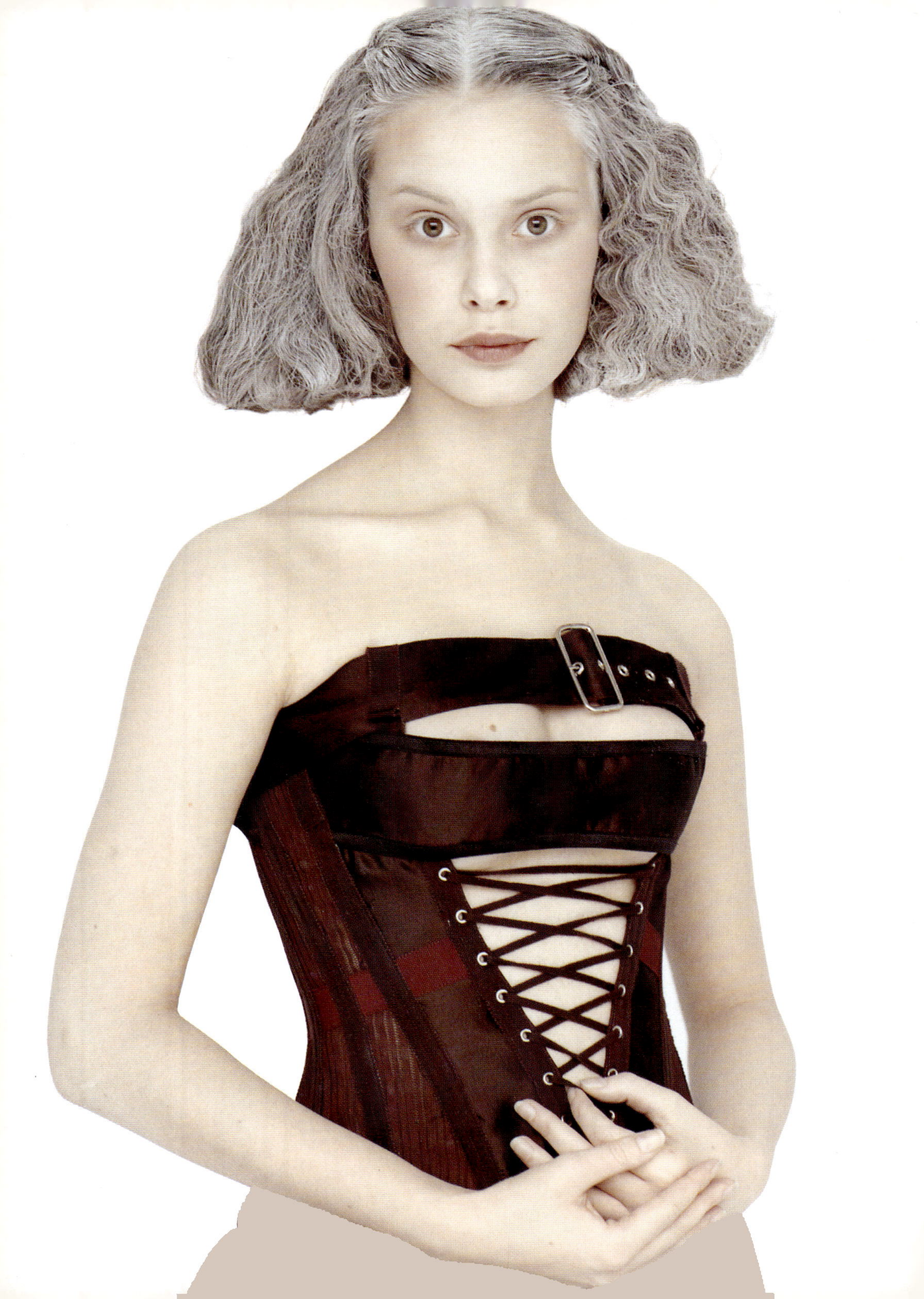

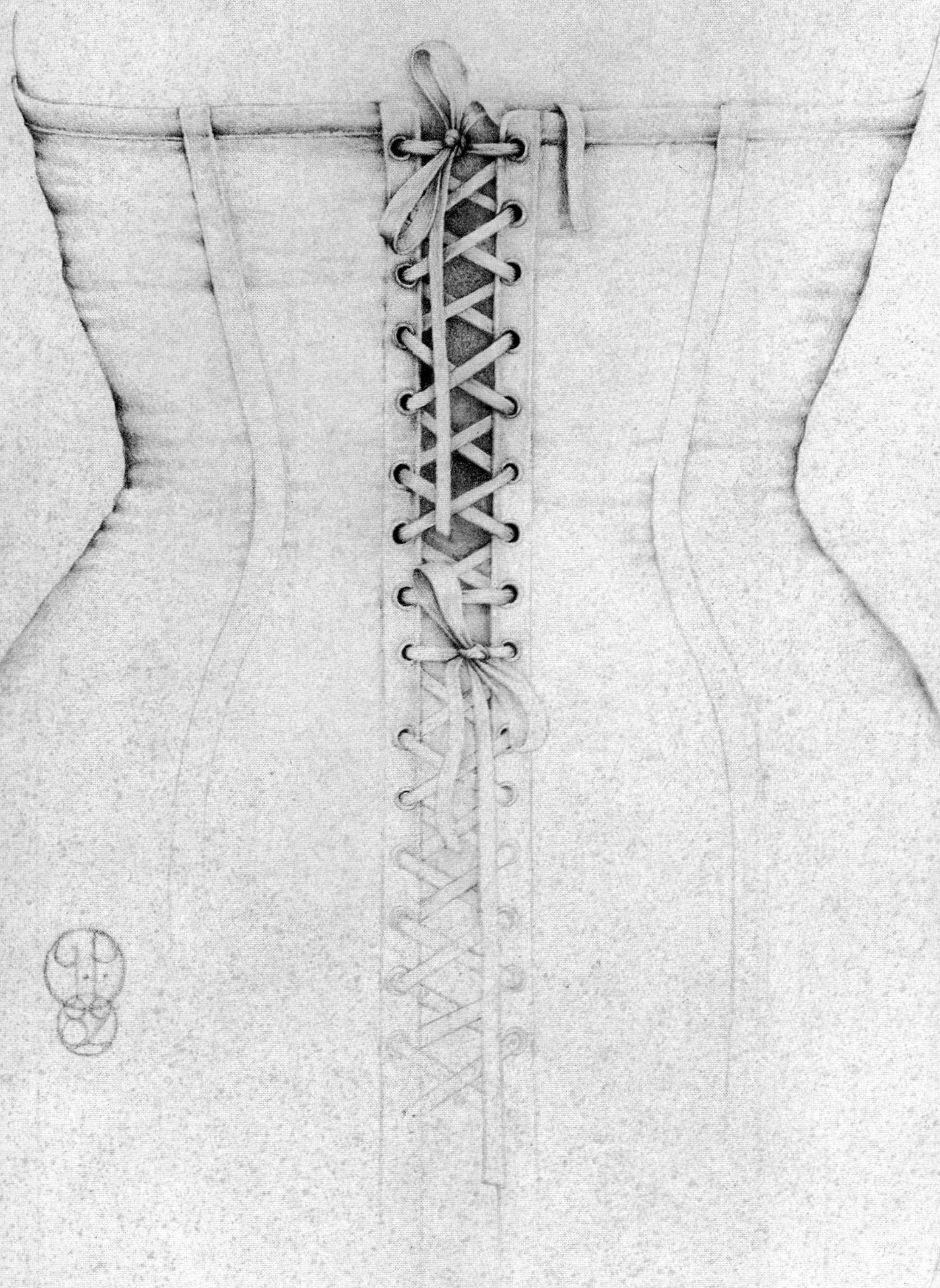

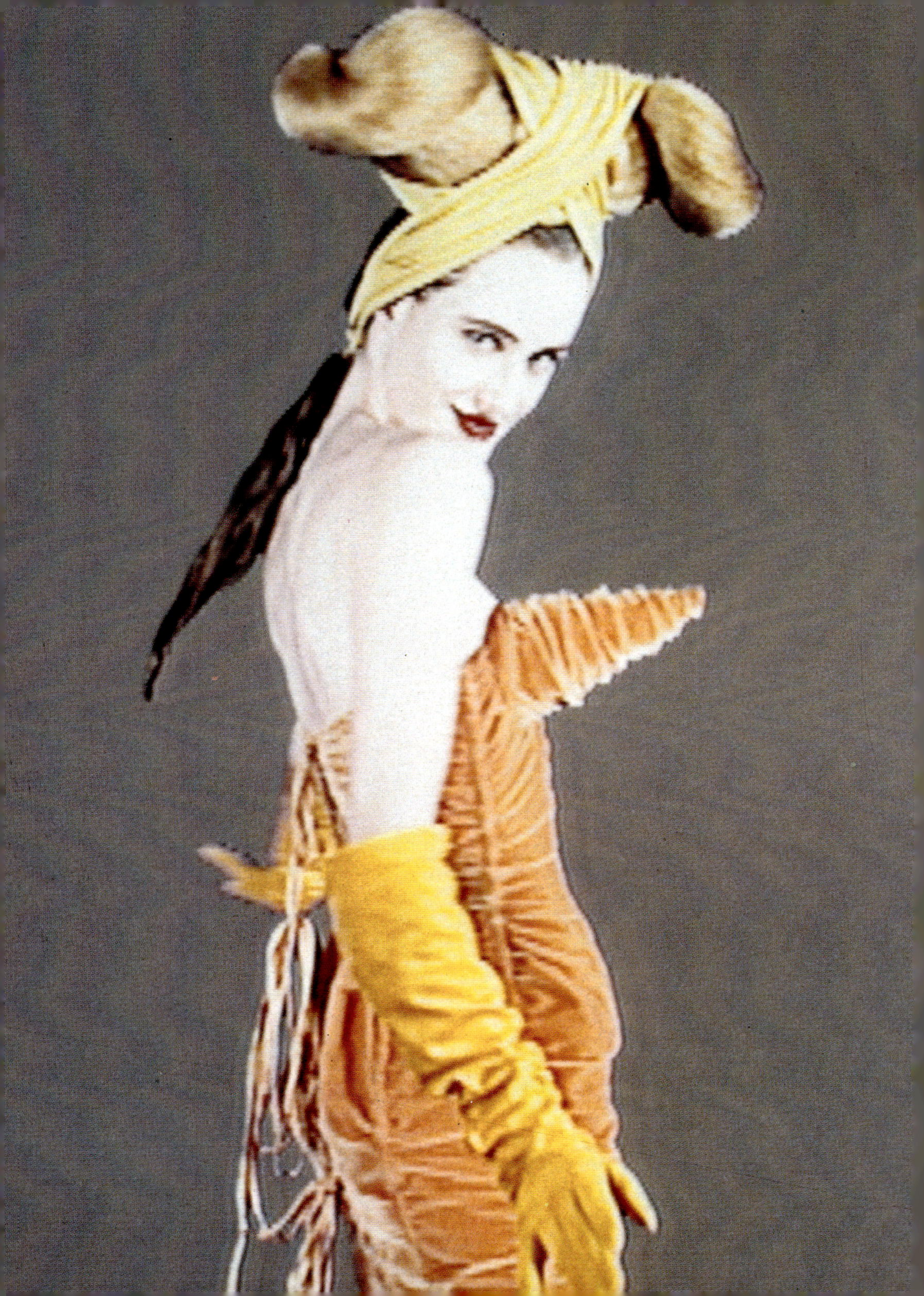

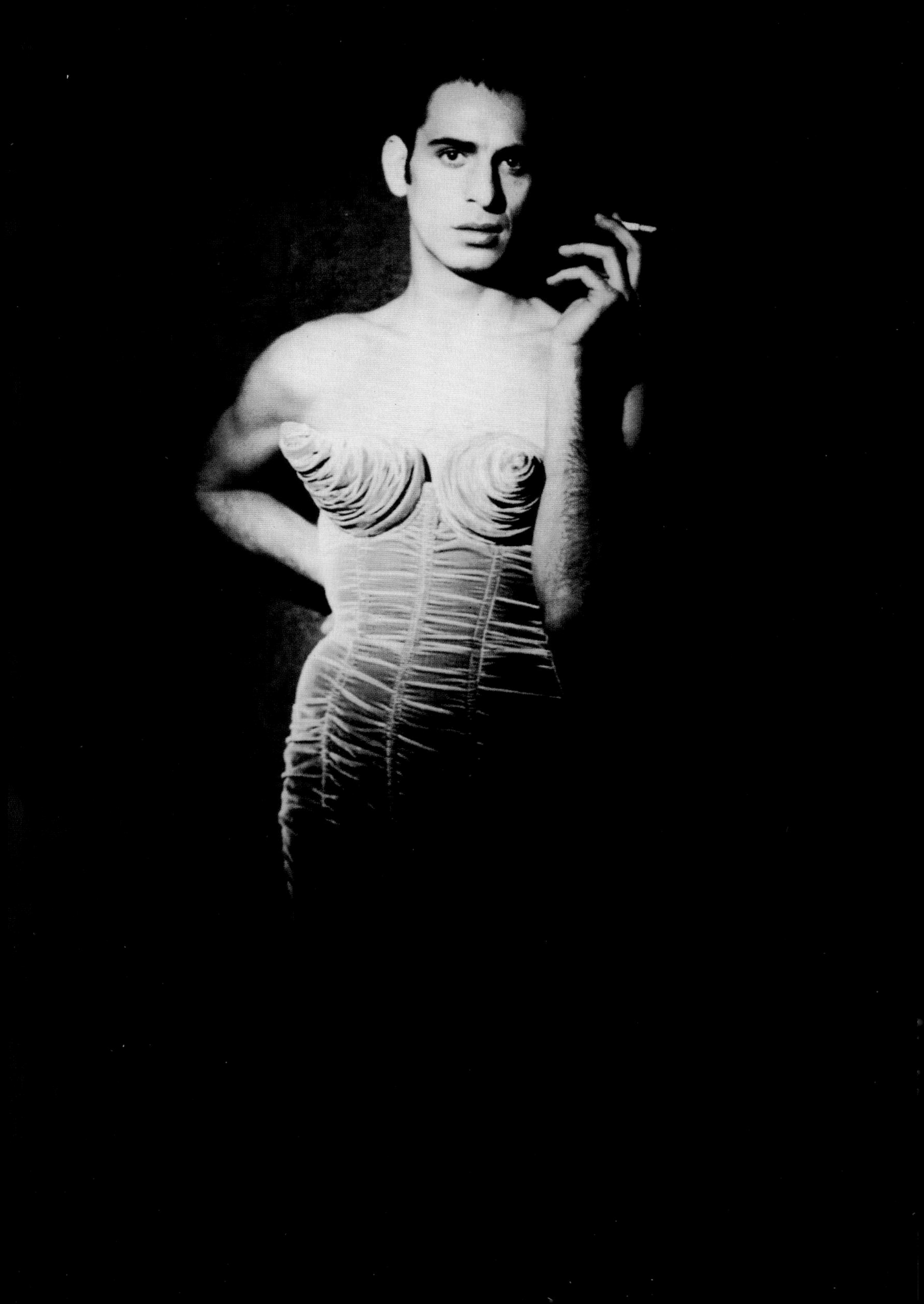

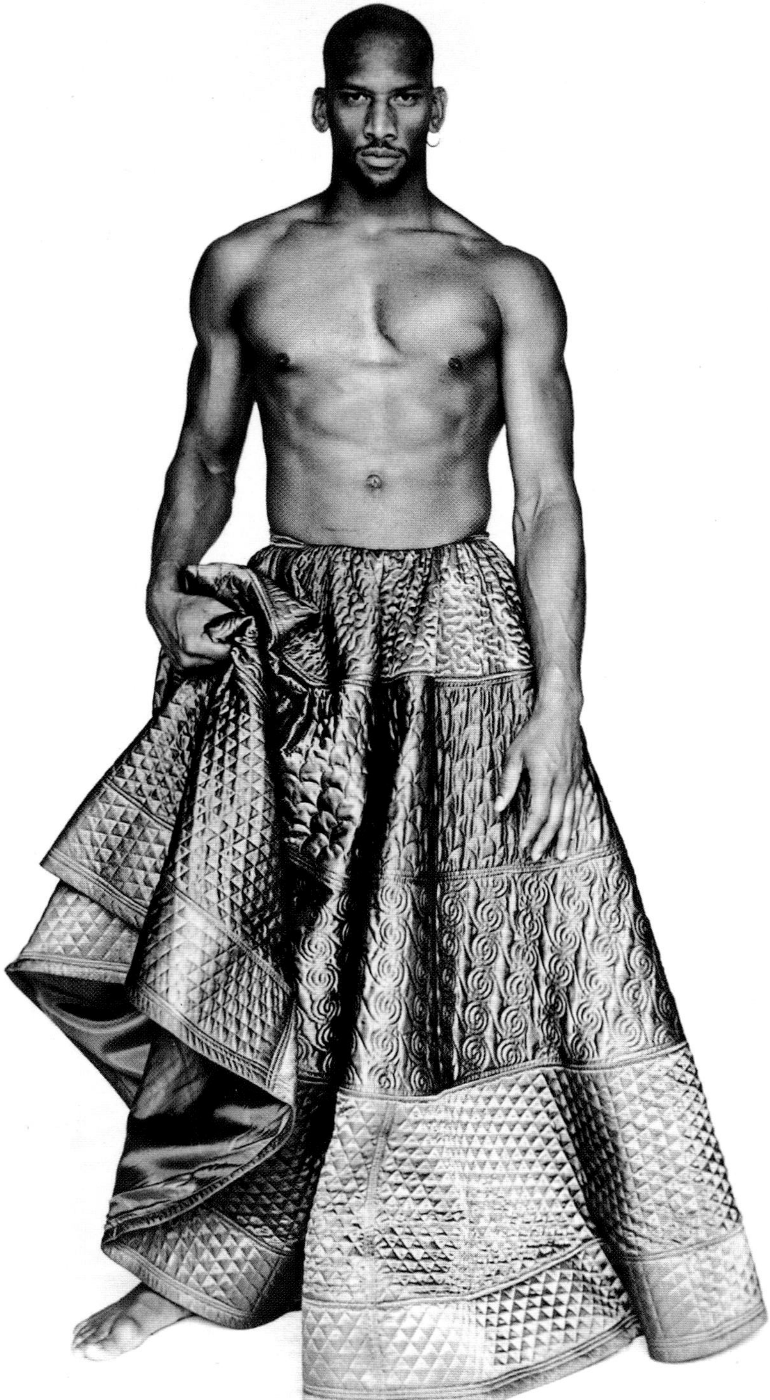

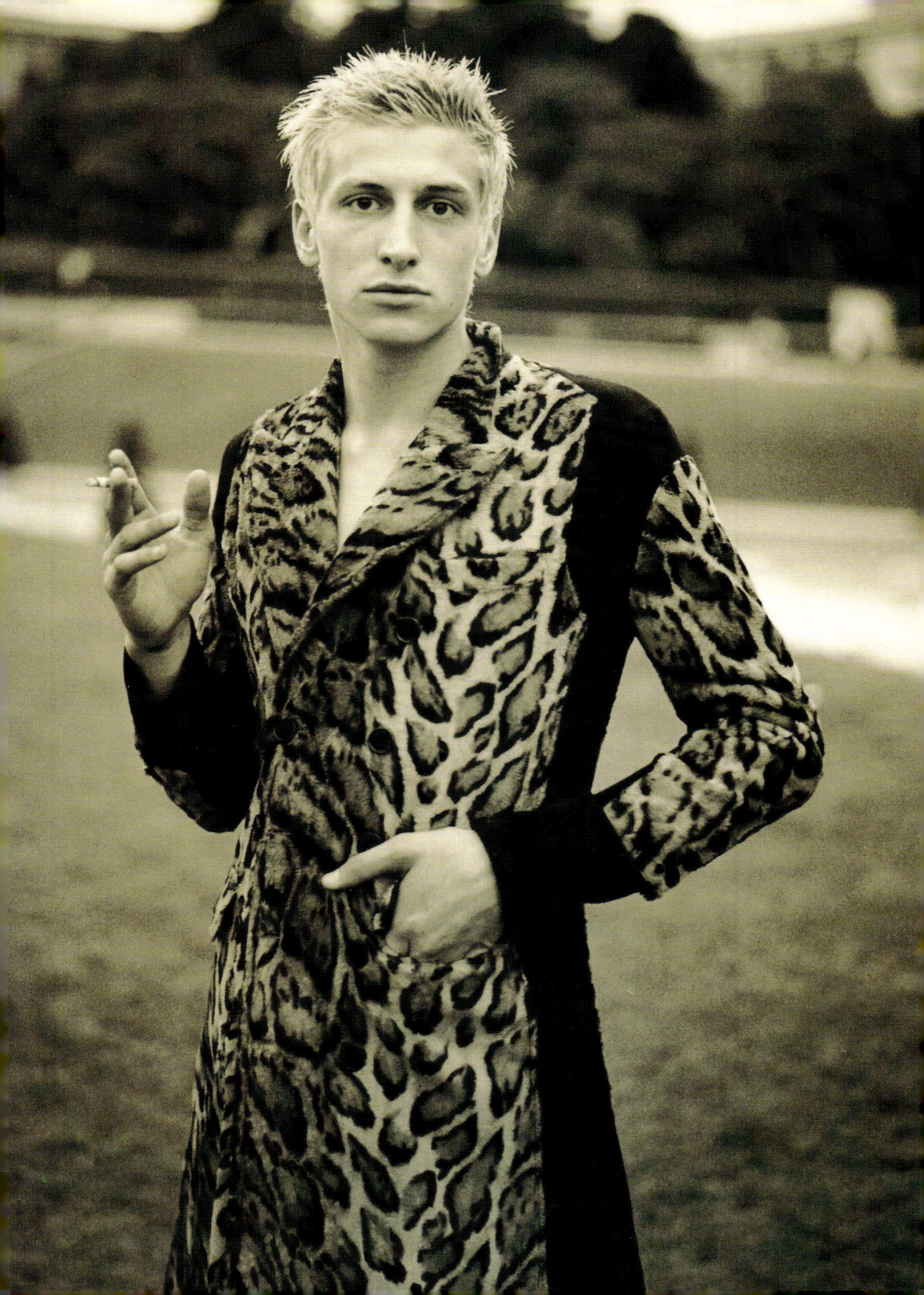

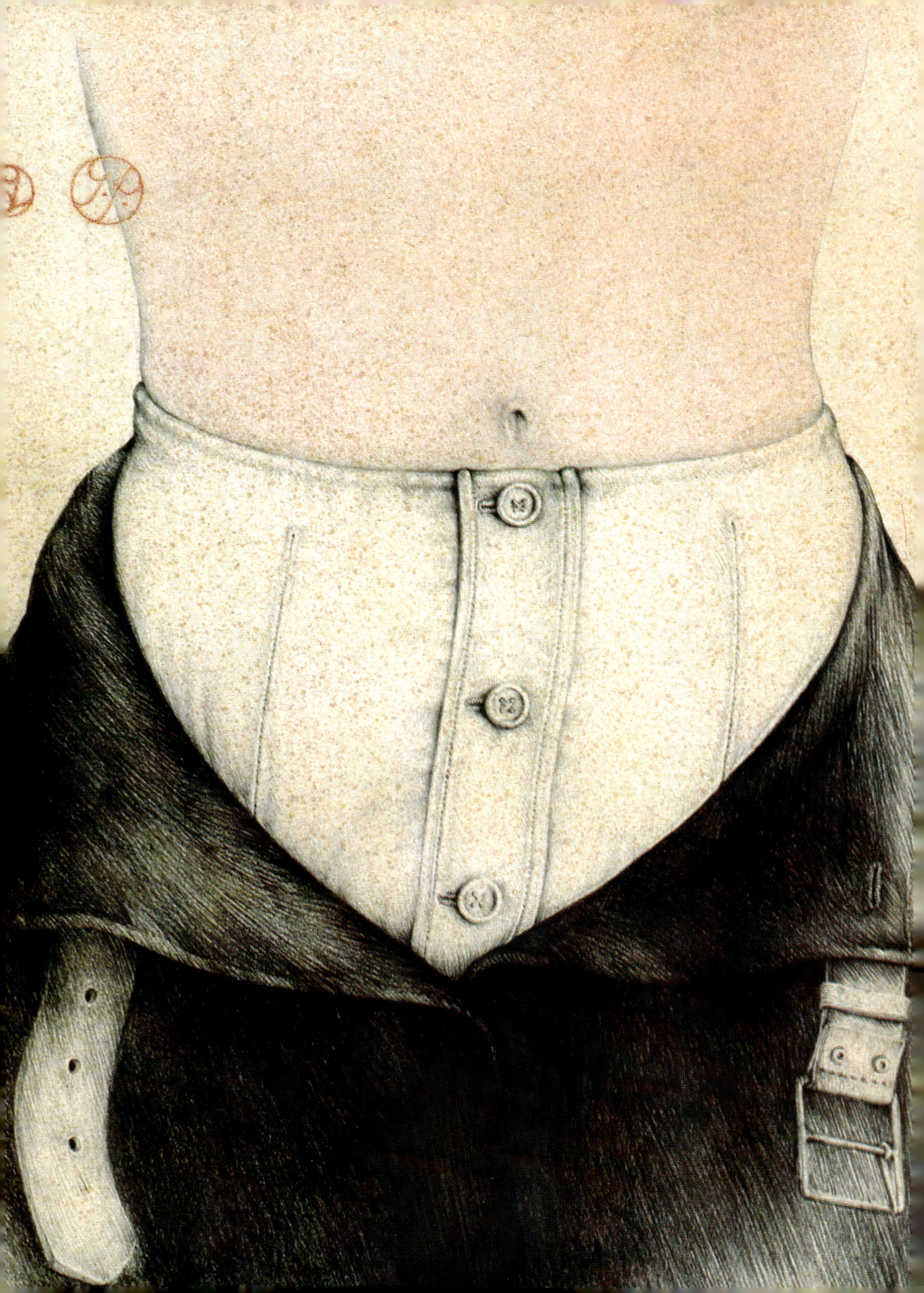

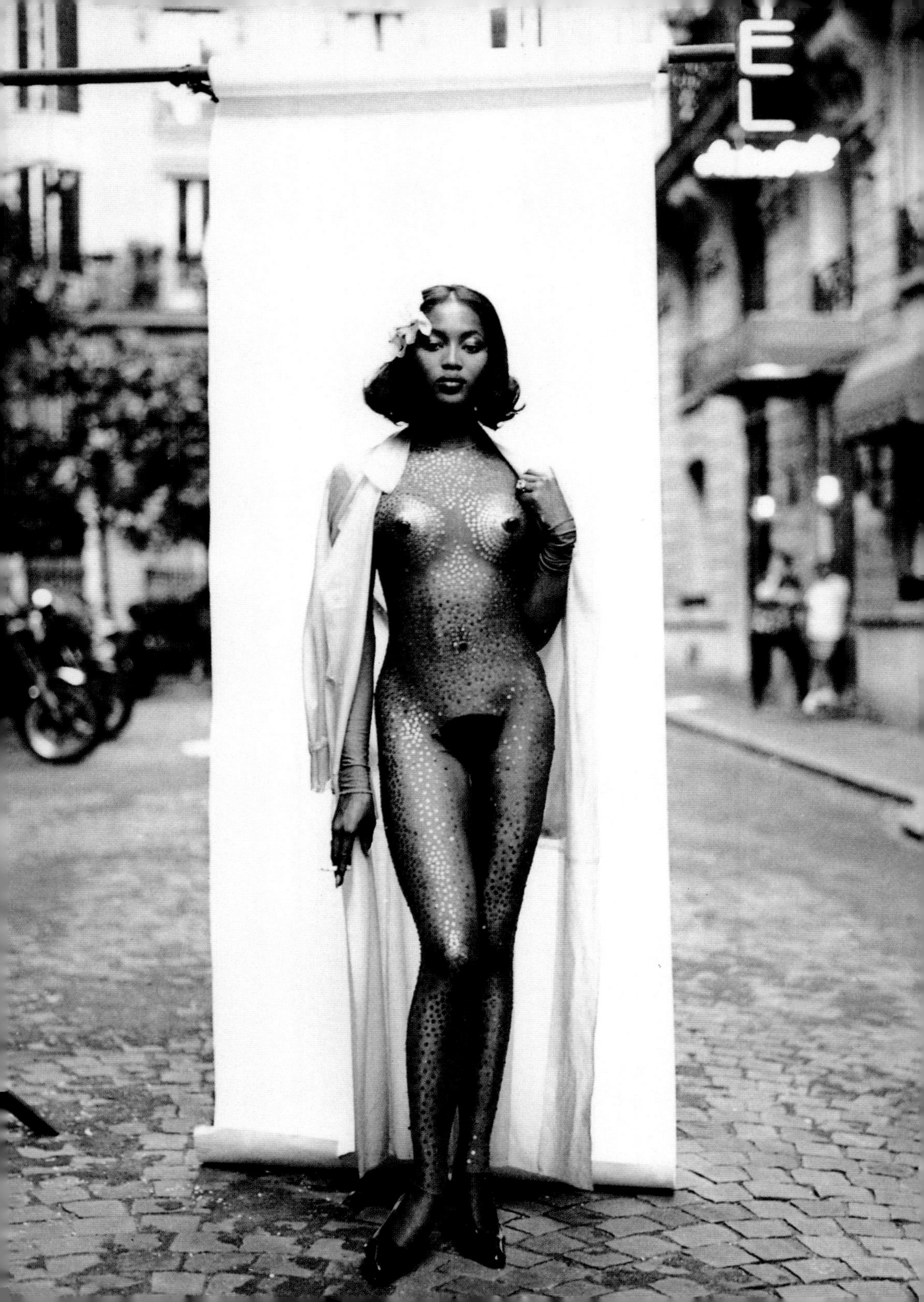
EL

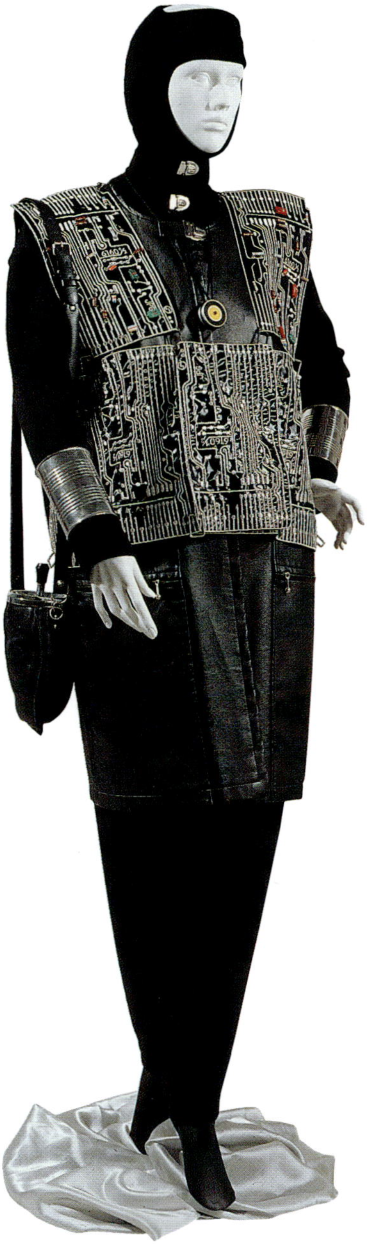

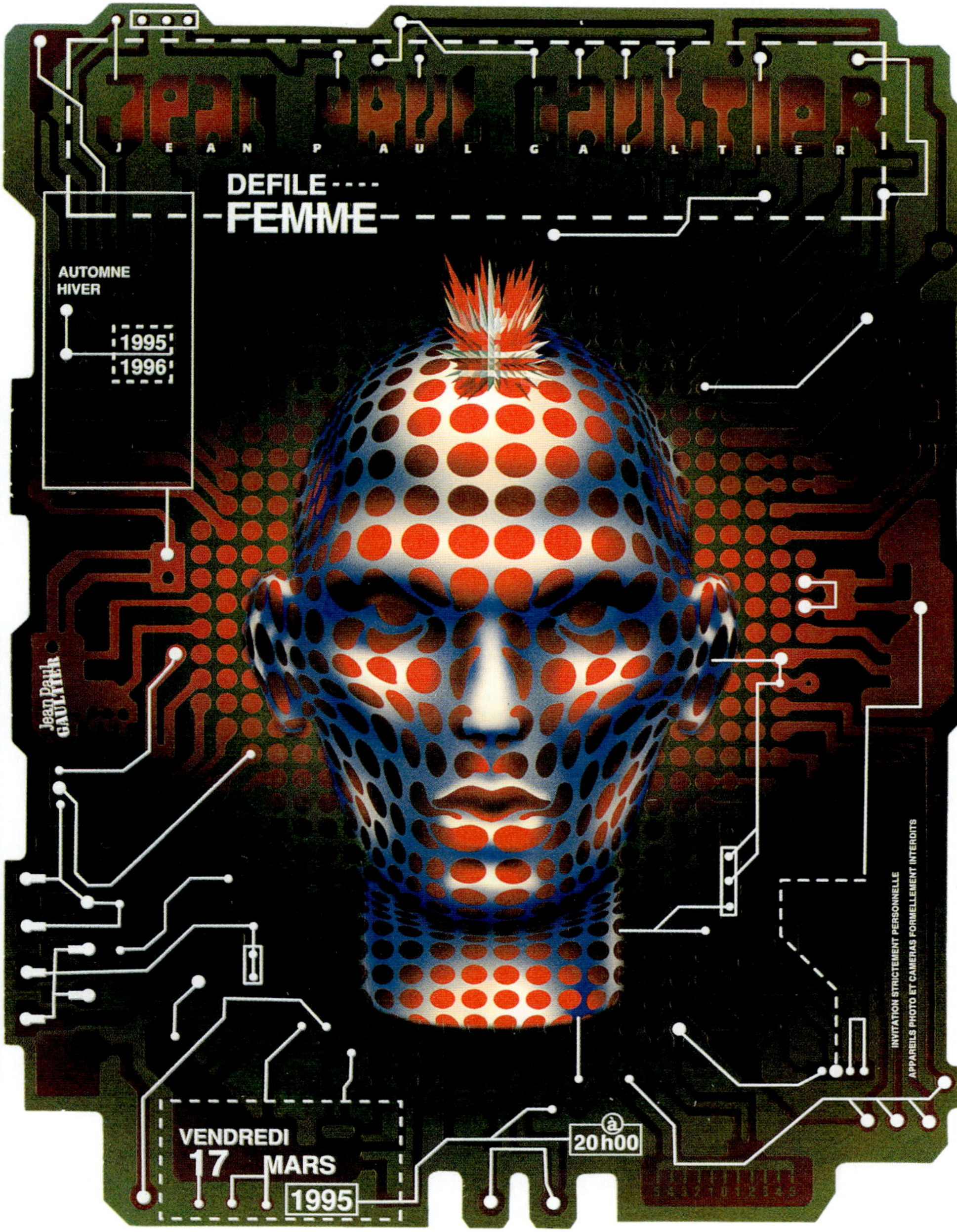
JEAN PAUL GAULTIER
J E A N P A U L G A U L T I E R
DEFILE
FEMME
AUTOMNE
HIVER
1995
1996
Jean Paul GAULTIER
INVITATION STRICTEMENT PERSONNELLE
APPAREILS PHOTO ET CAMERAS FORMELLEMENT INTERDITS
VENDREDI
17 MARS
1995
à
20h00

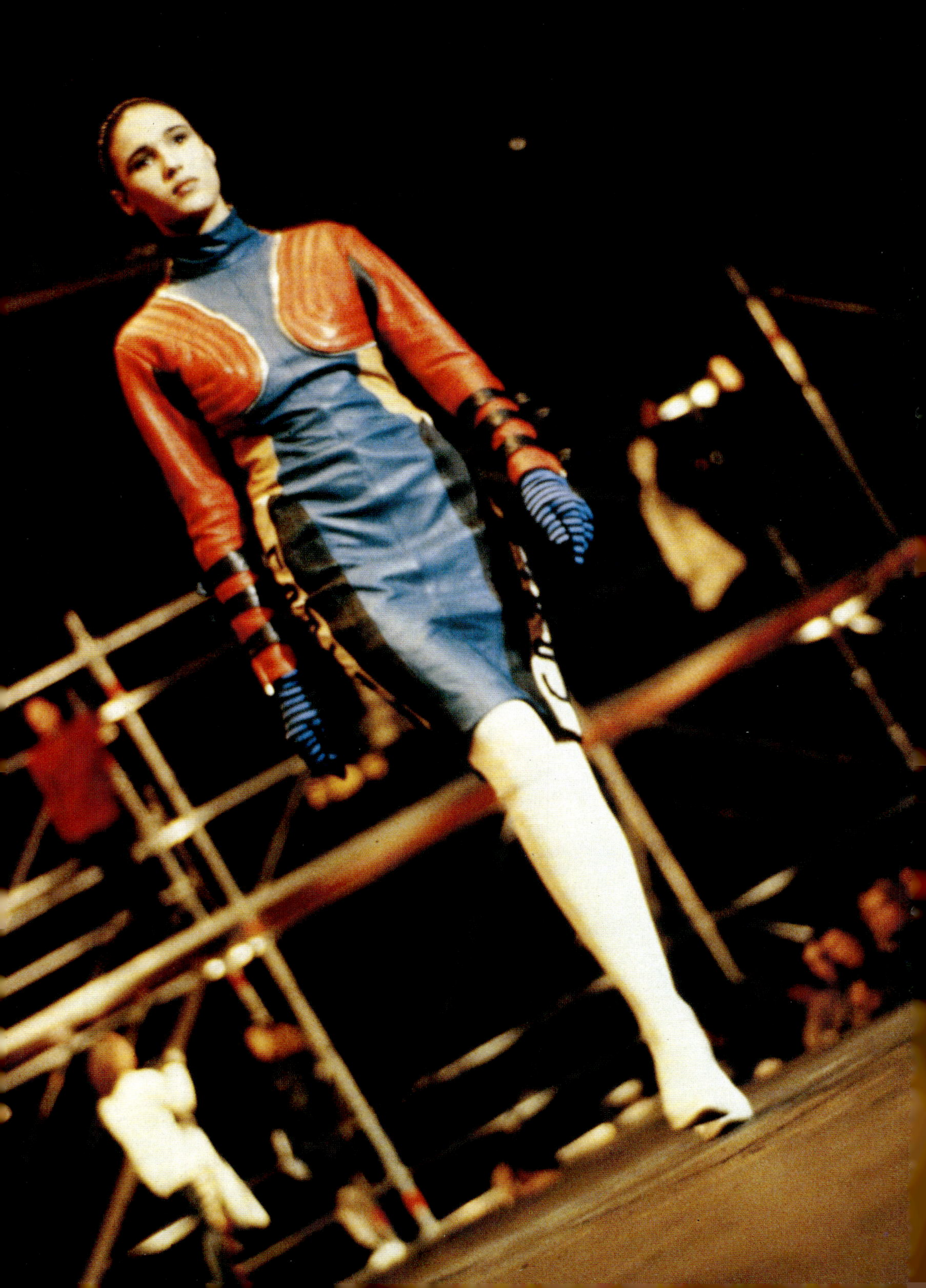

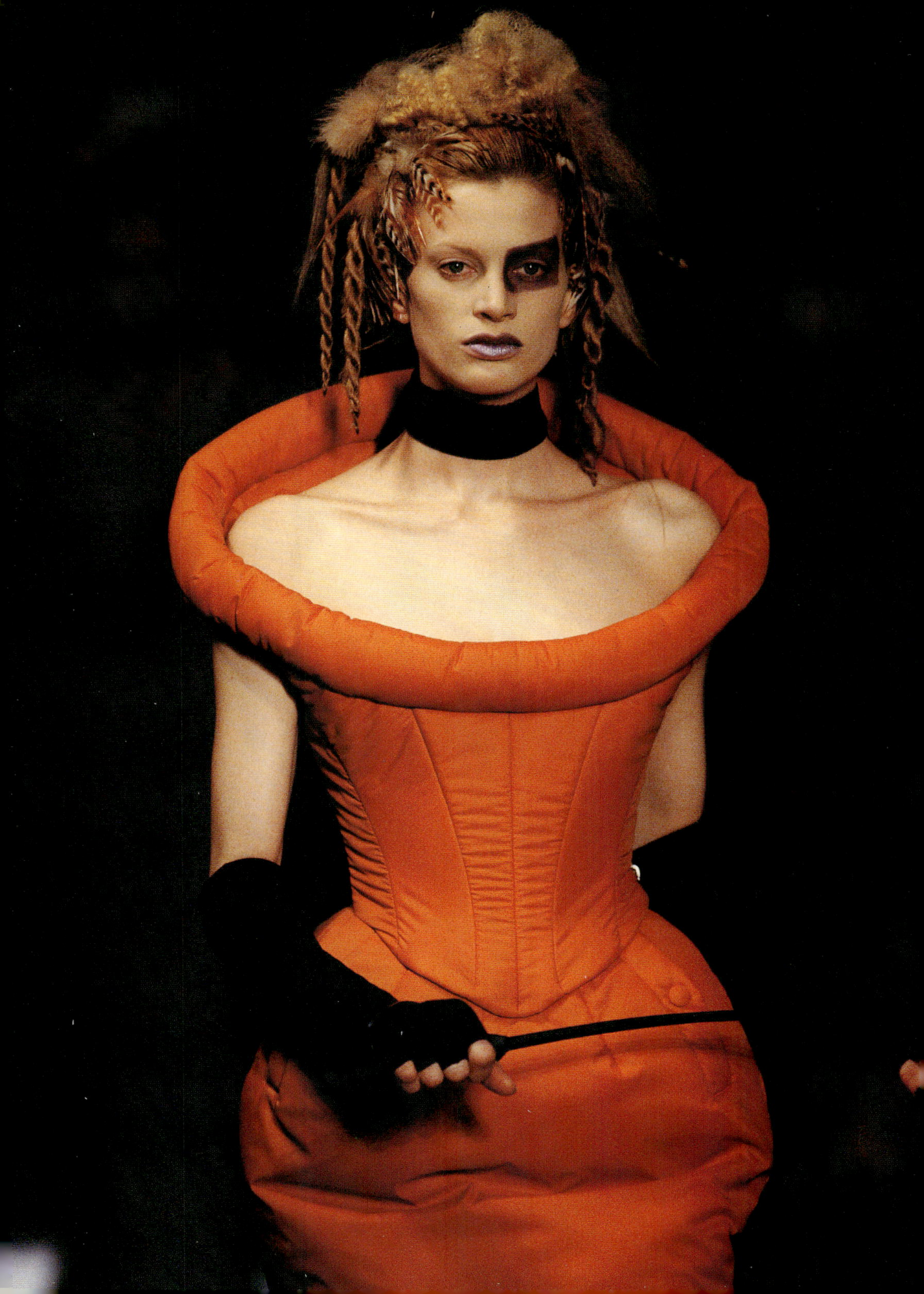

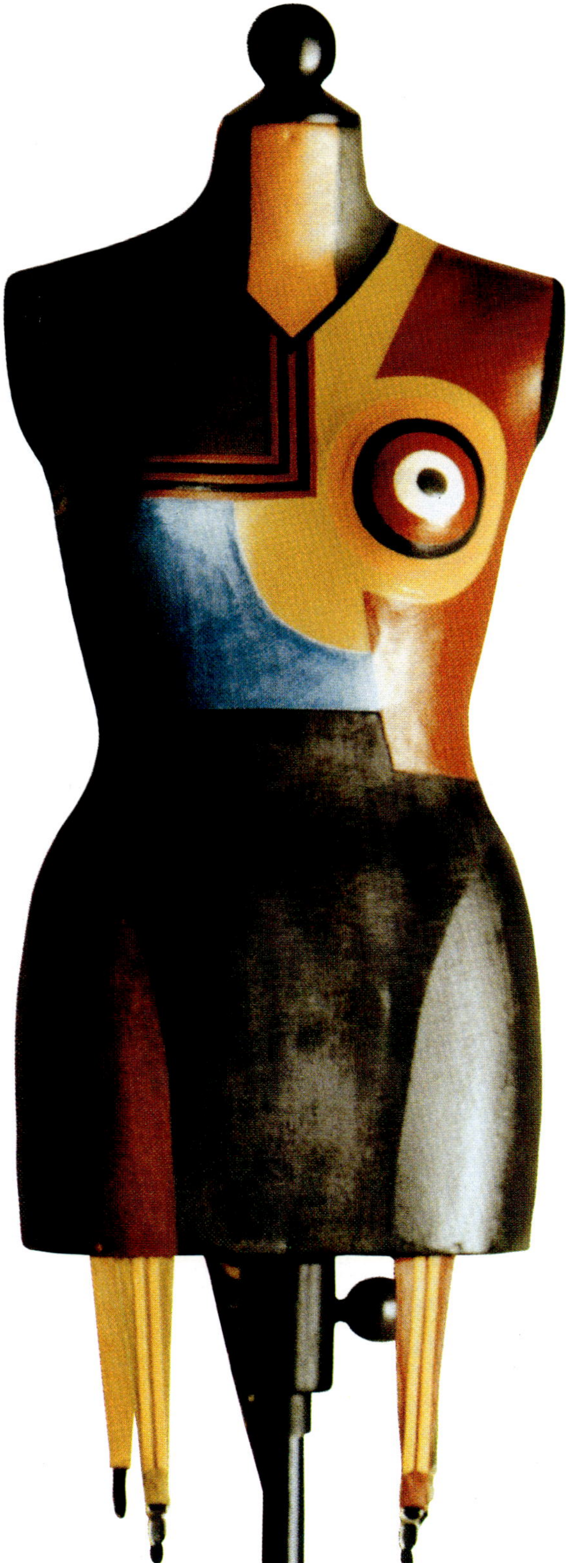

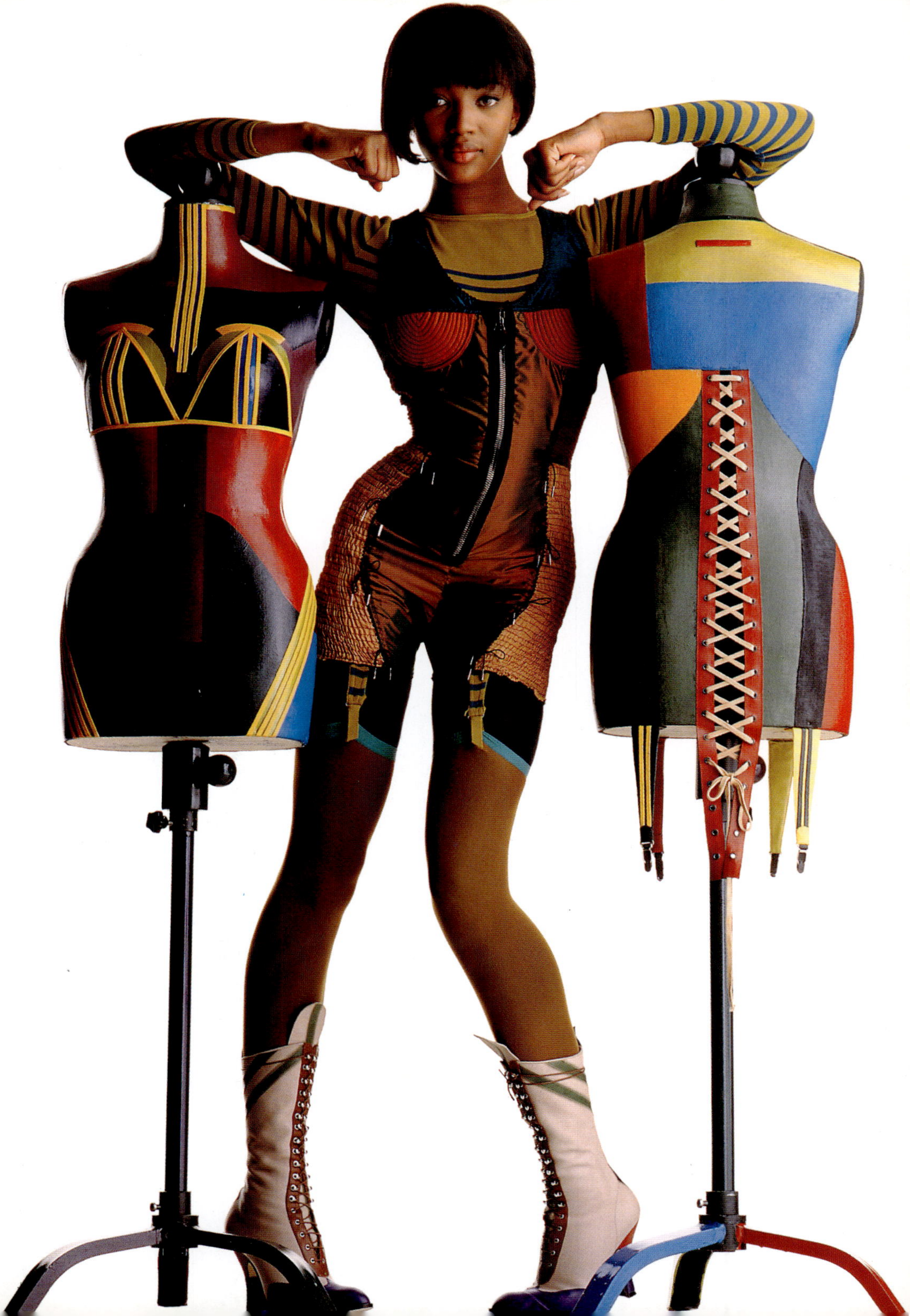

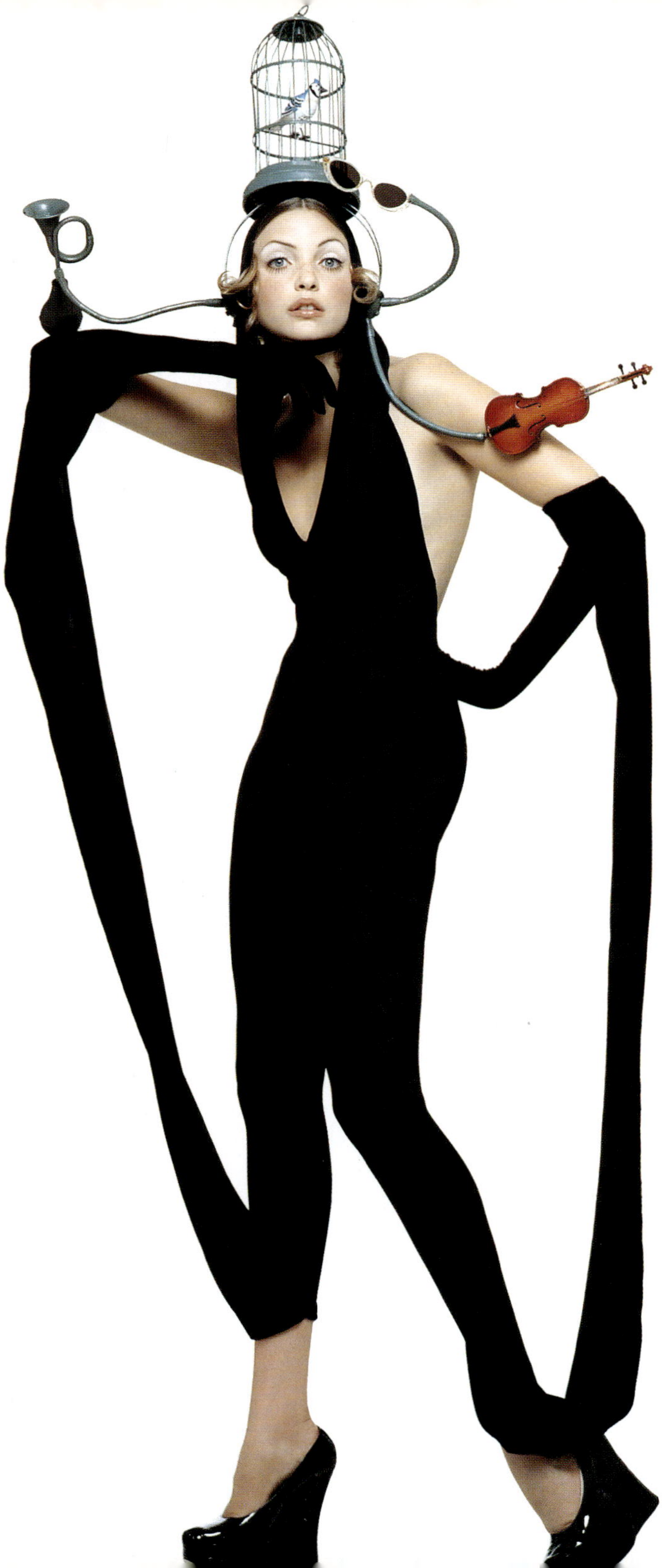

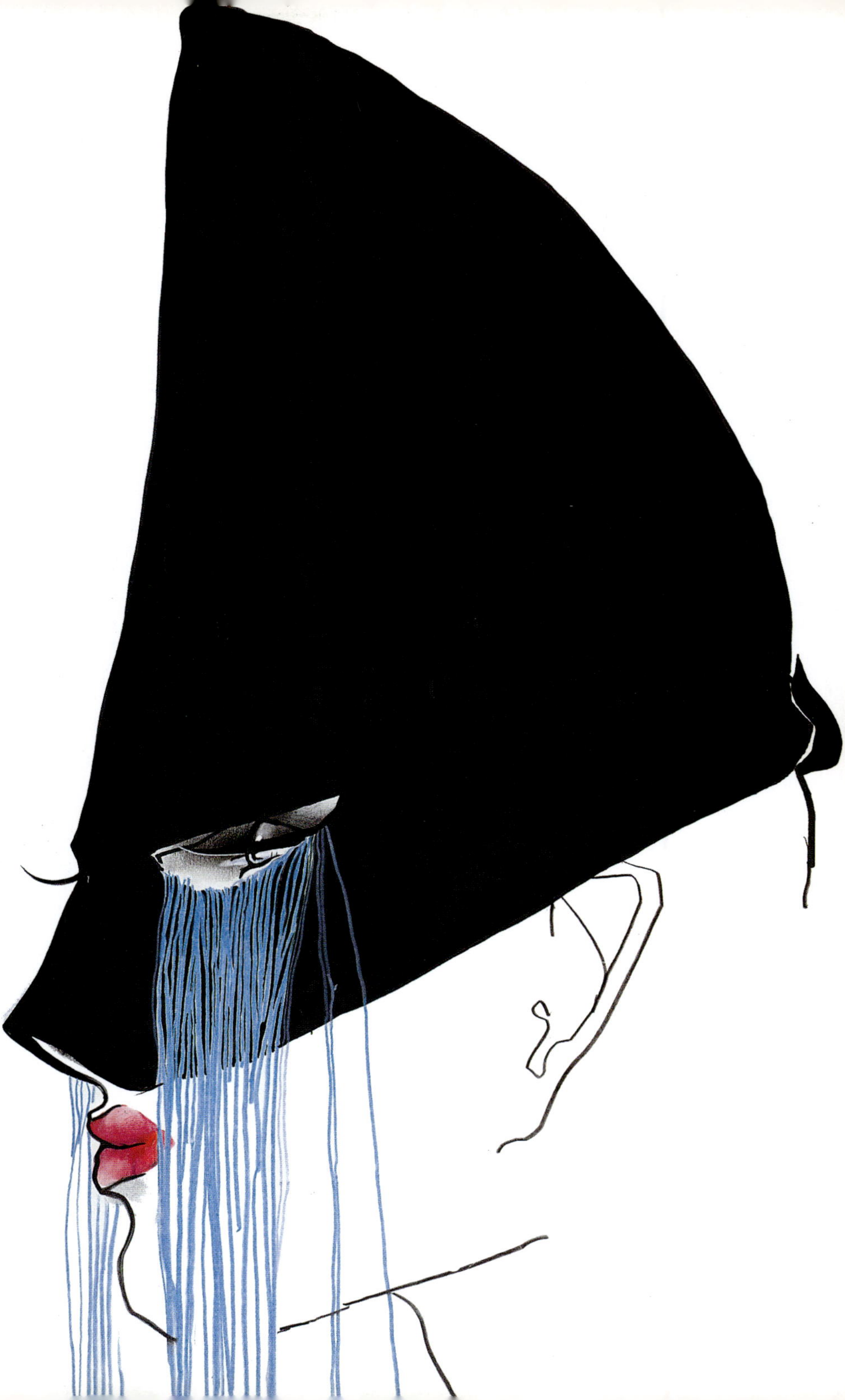

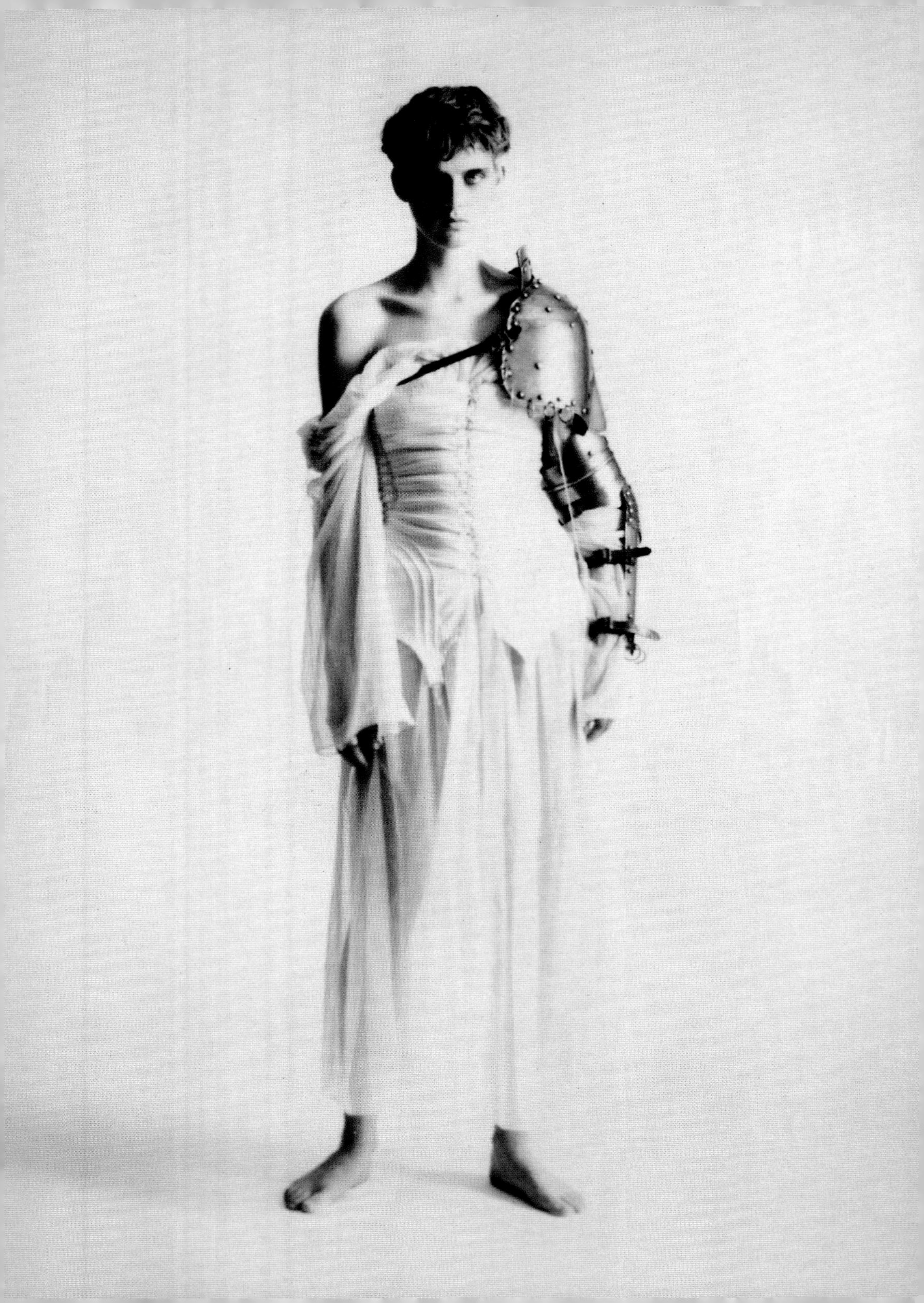

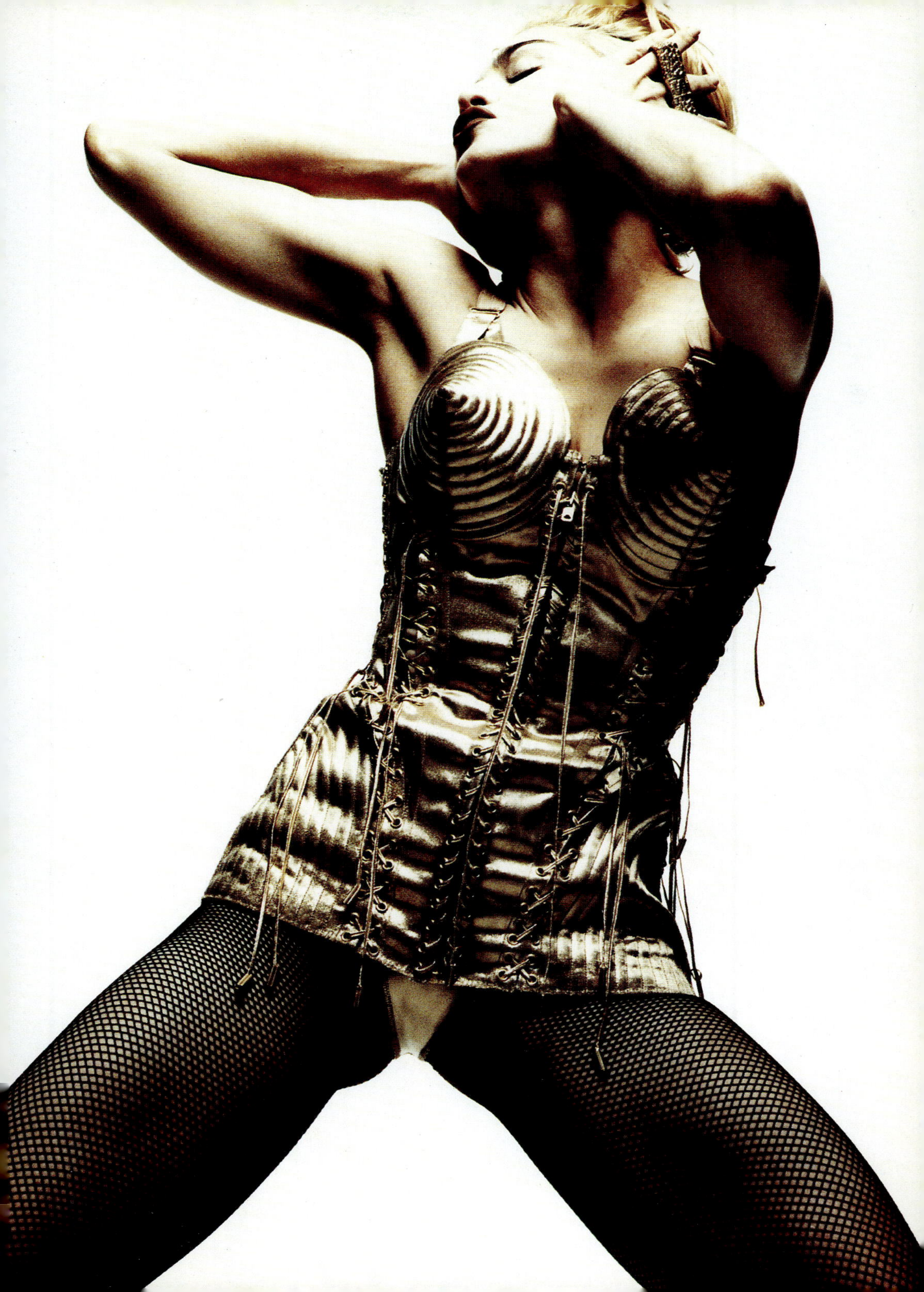

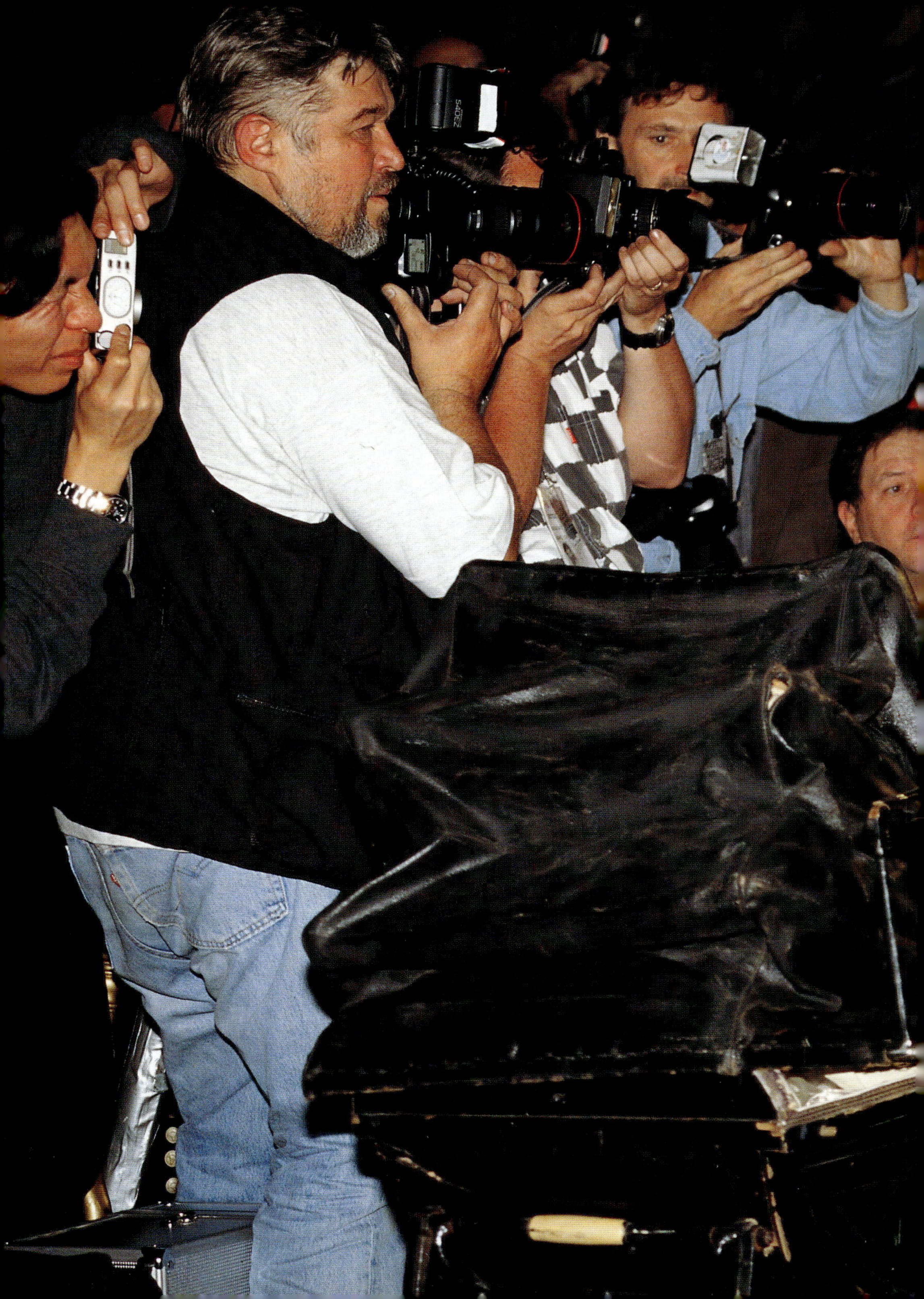

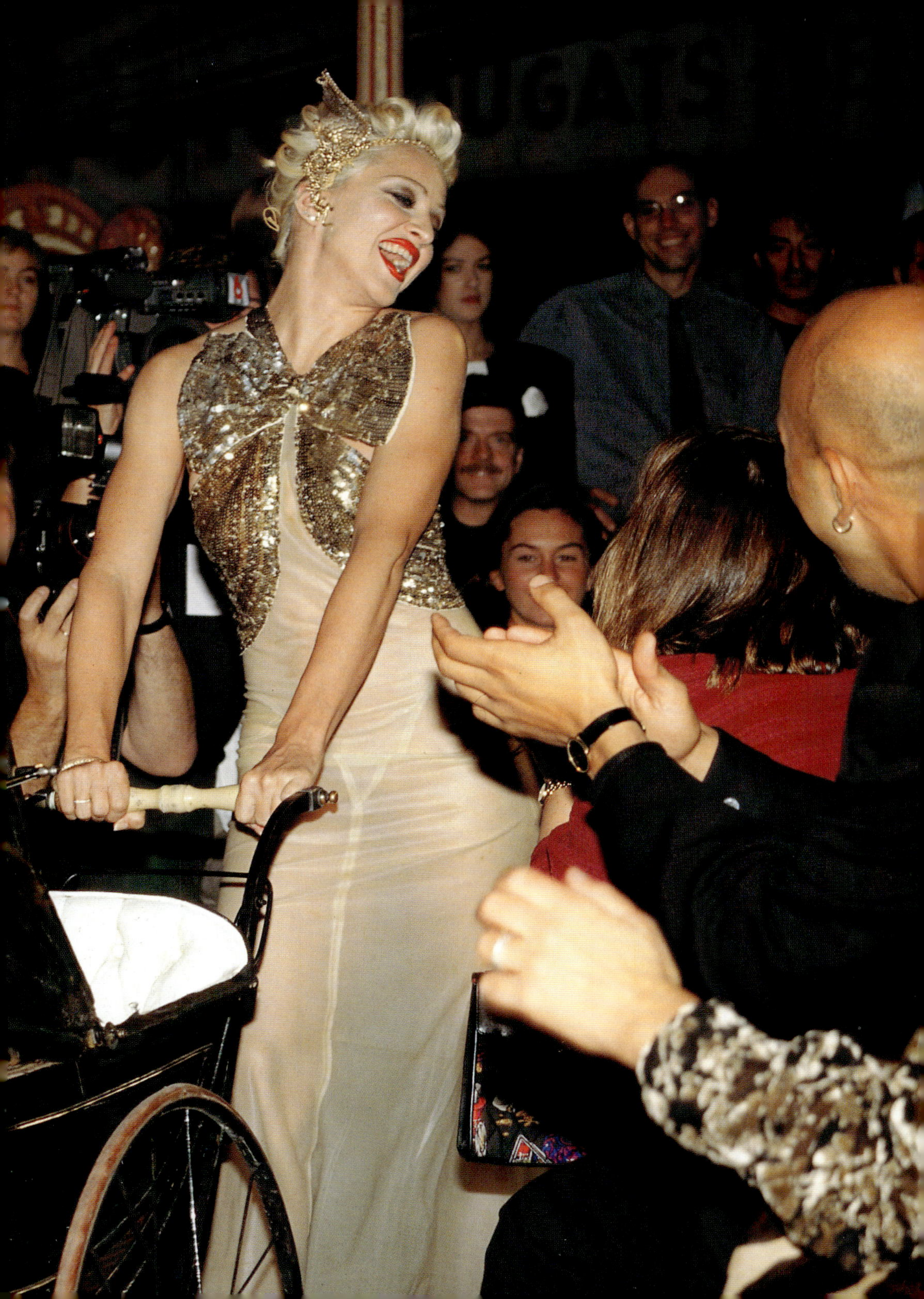

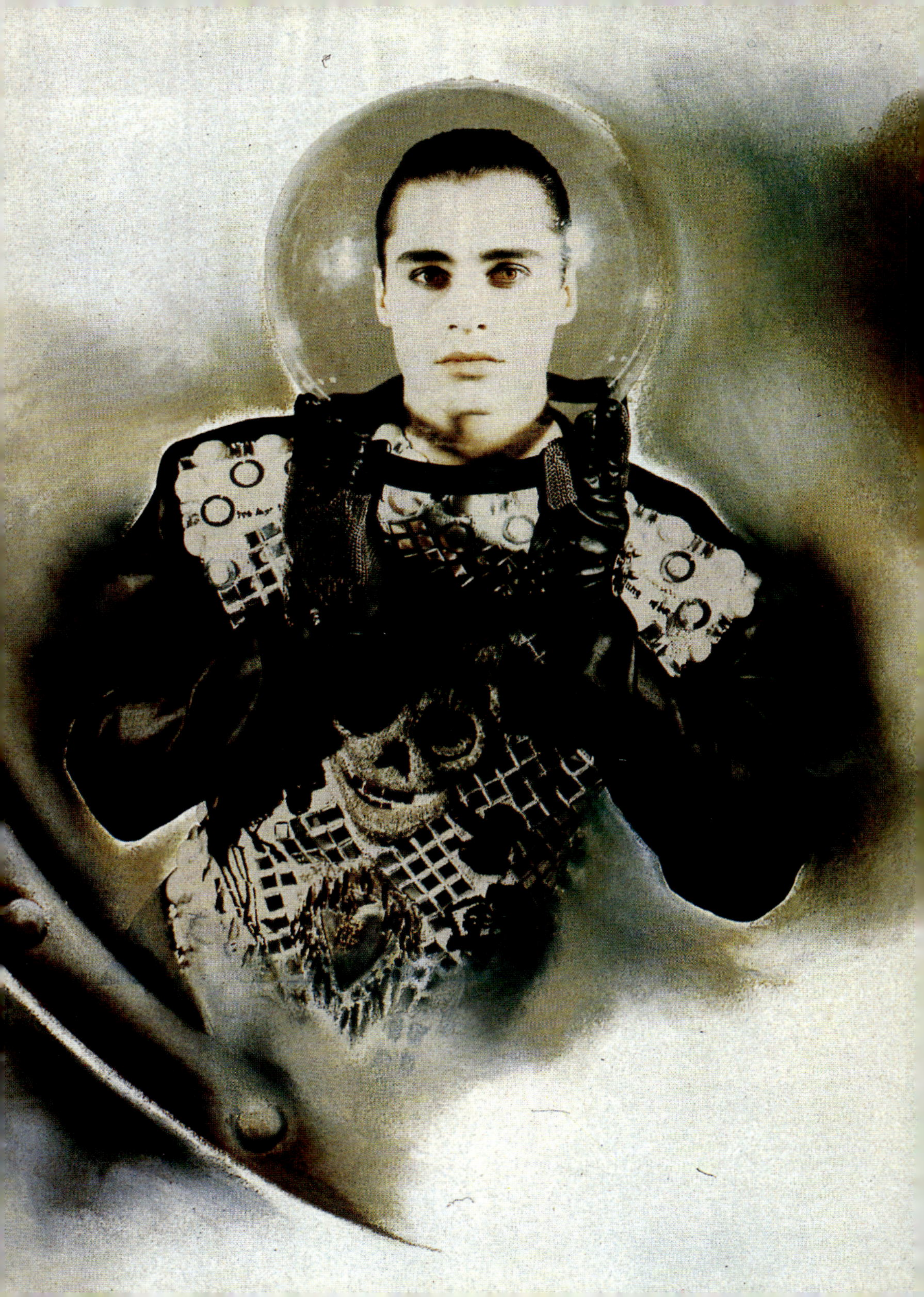

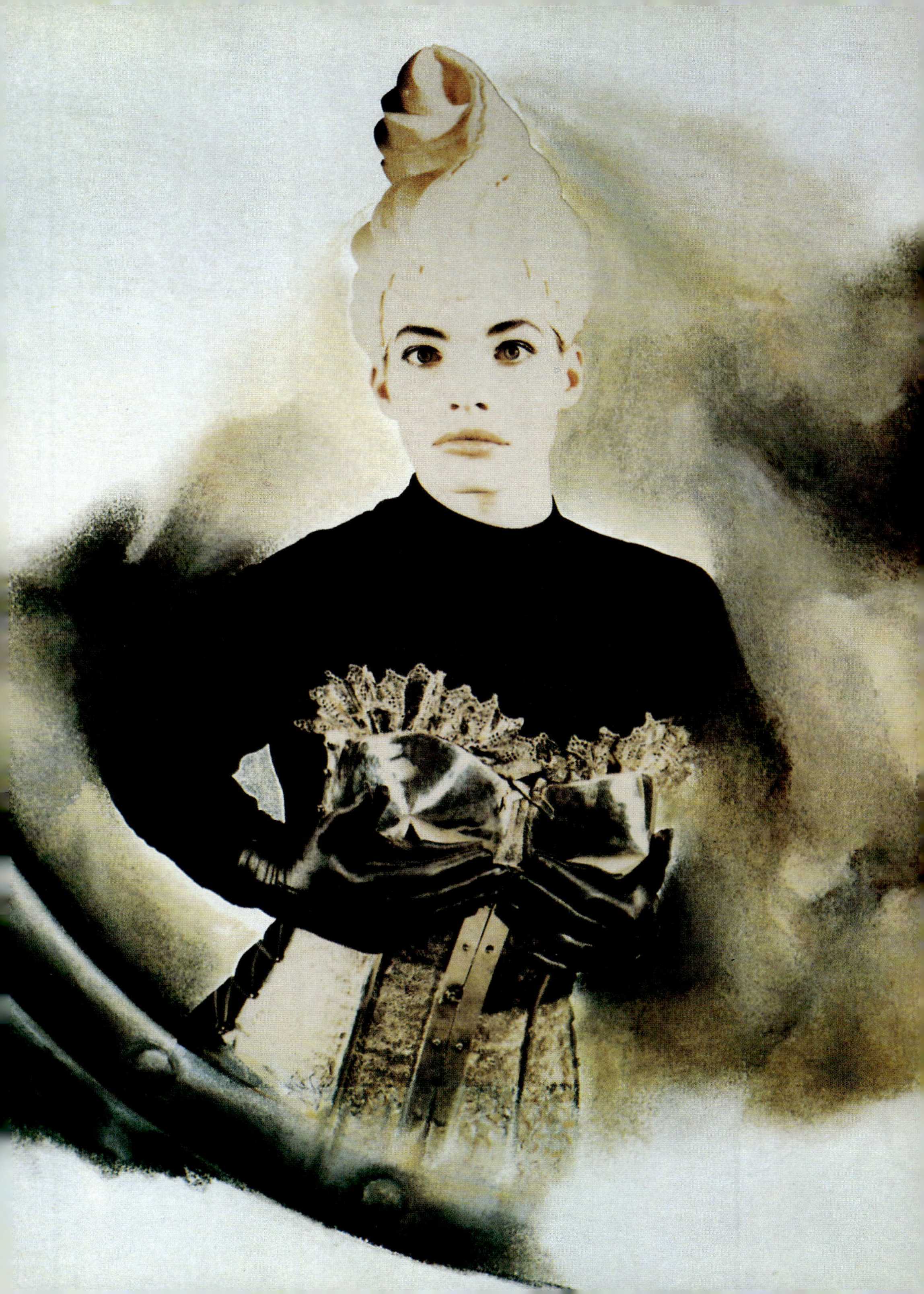

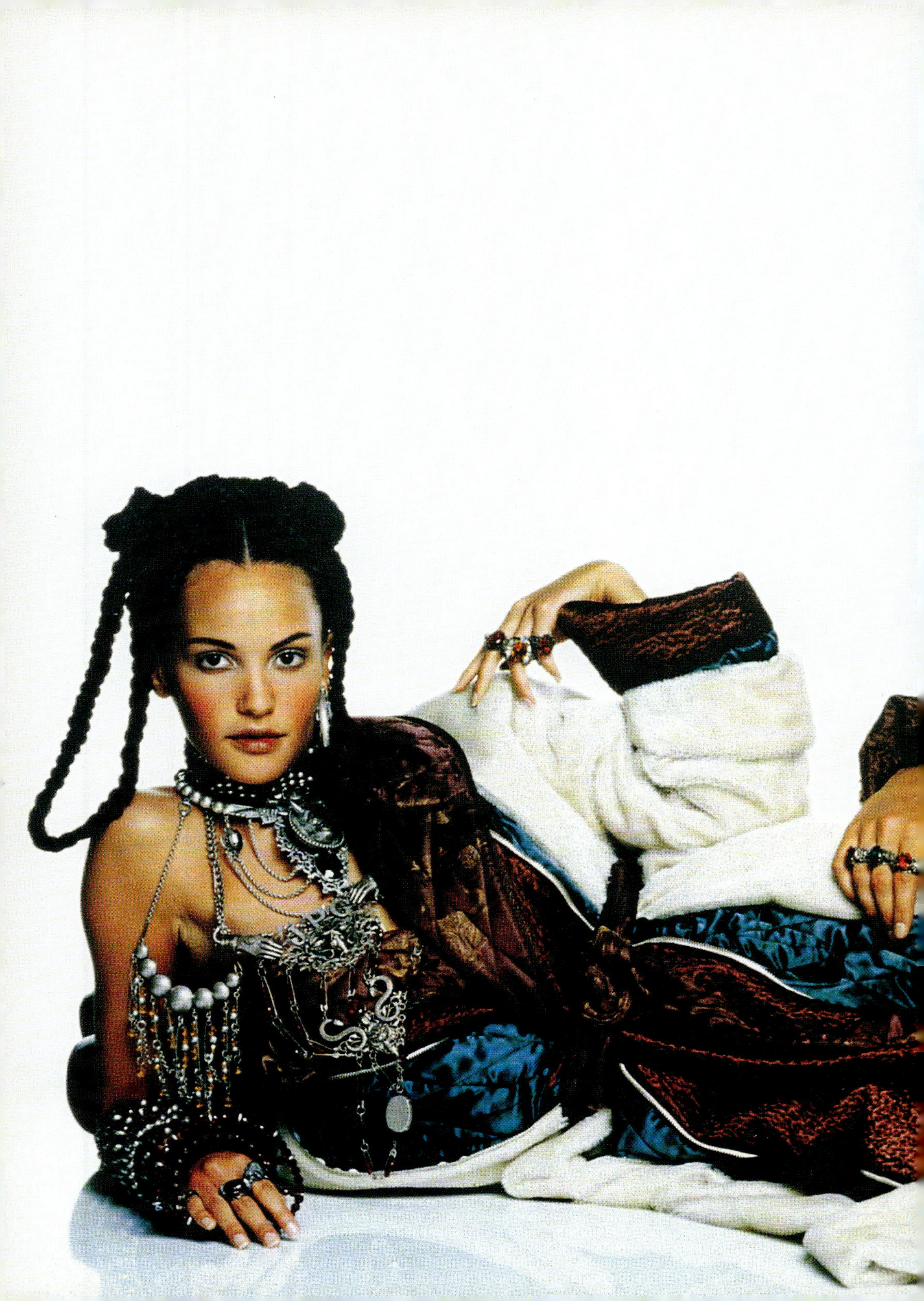

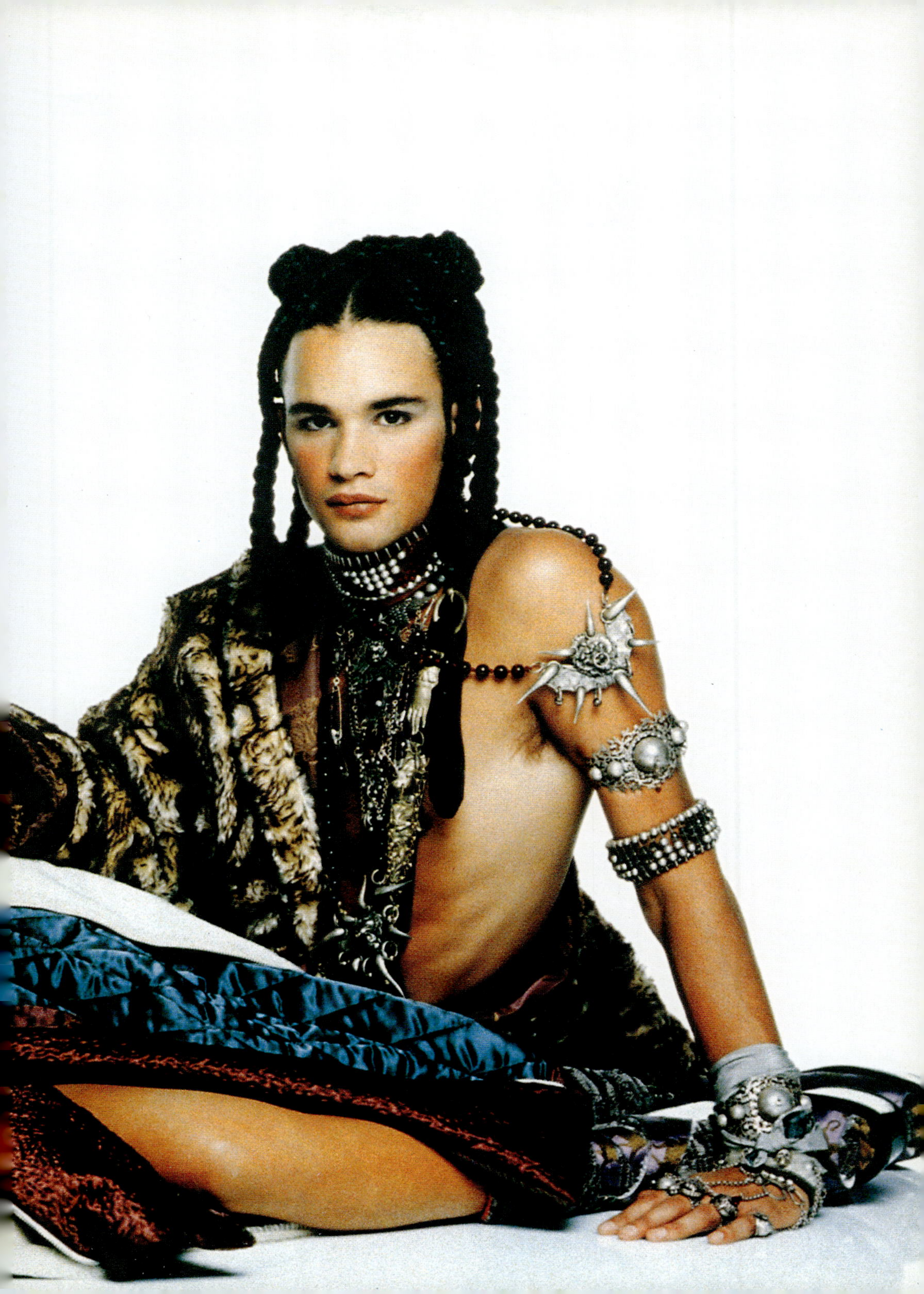

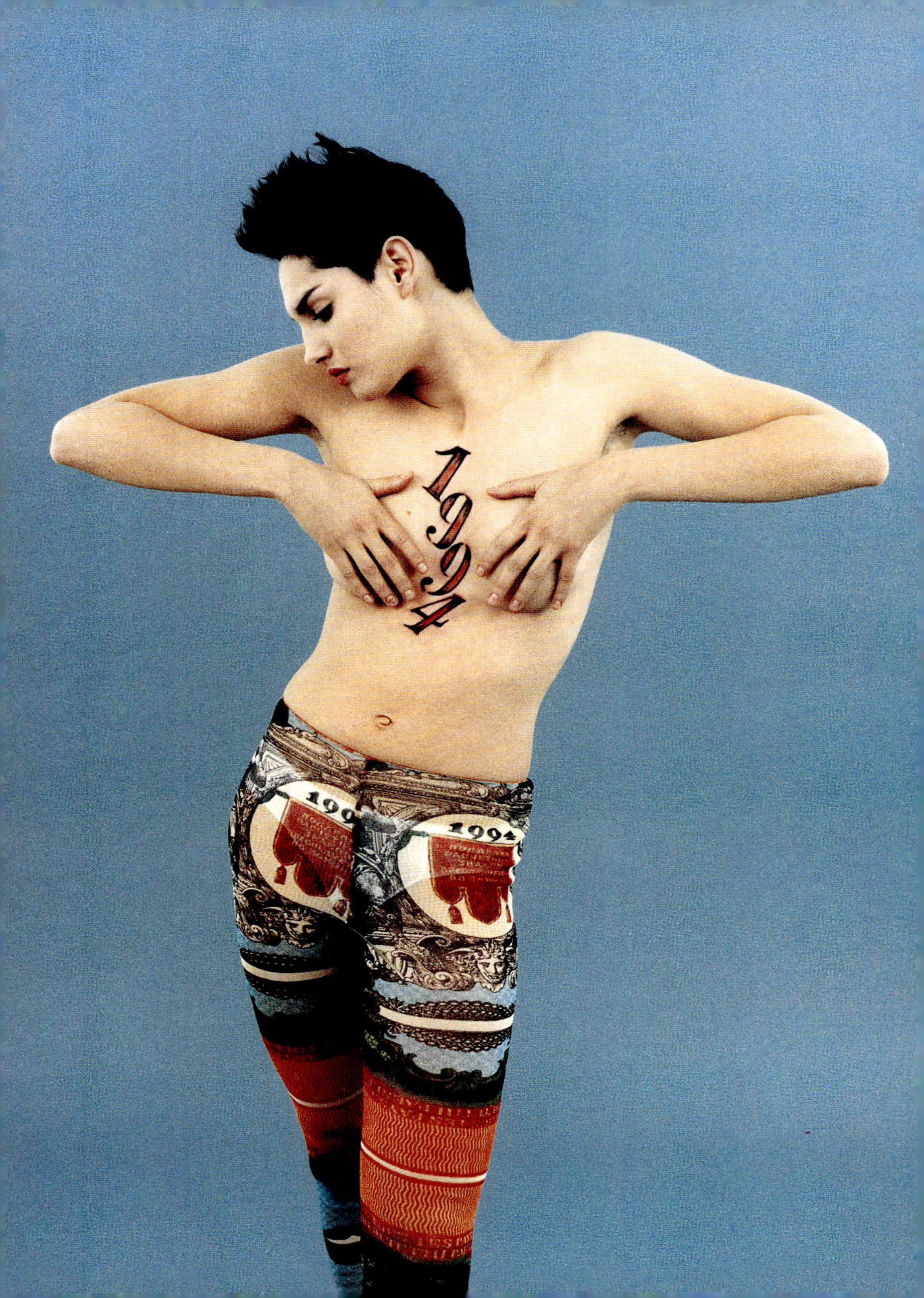
1994
1994

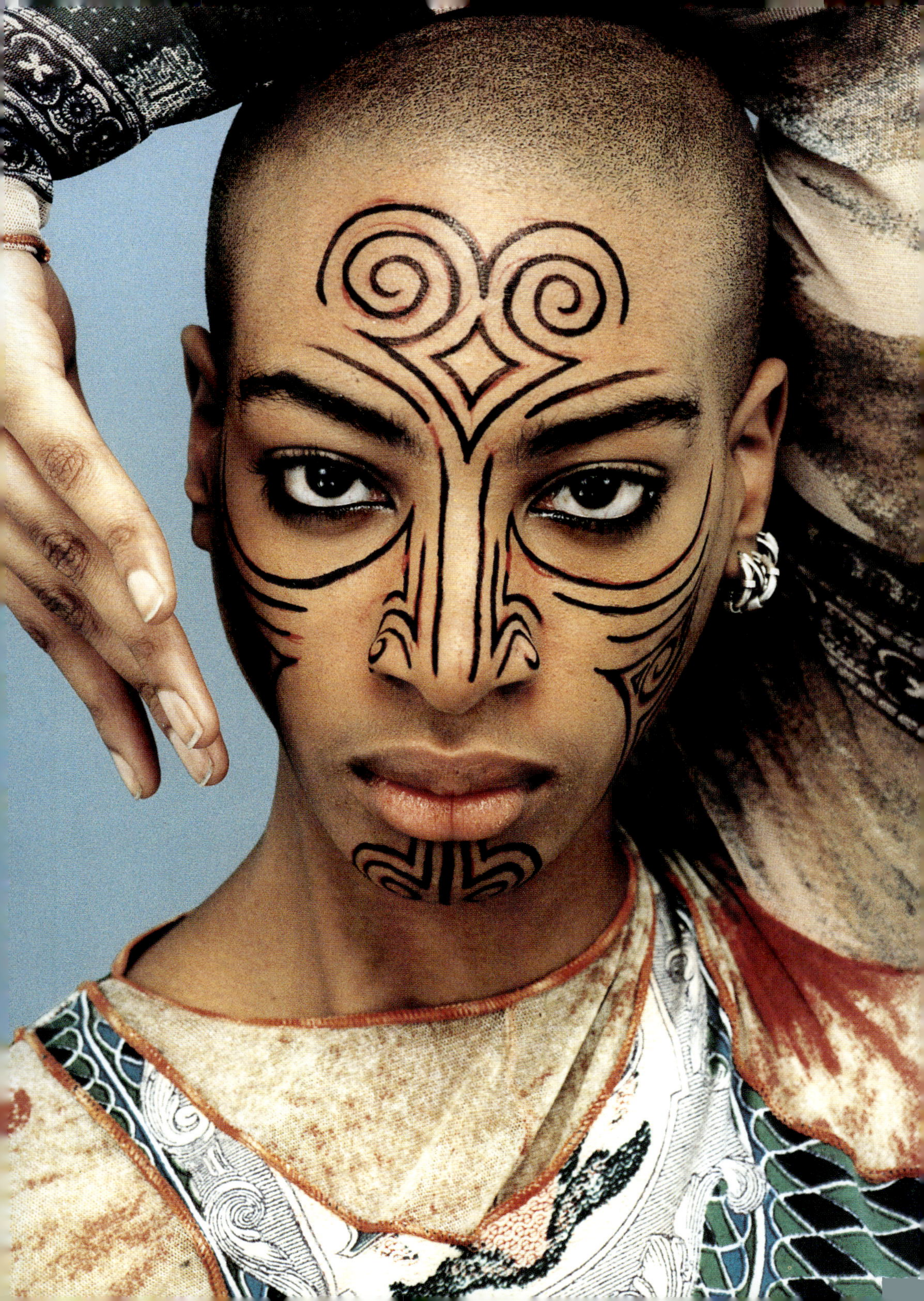

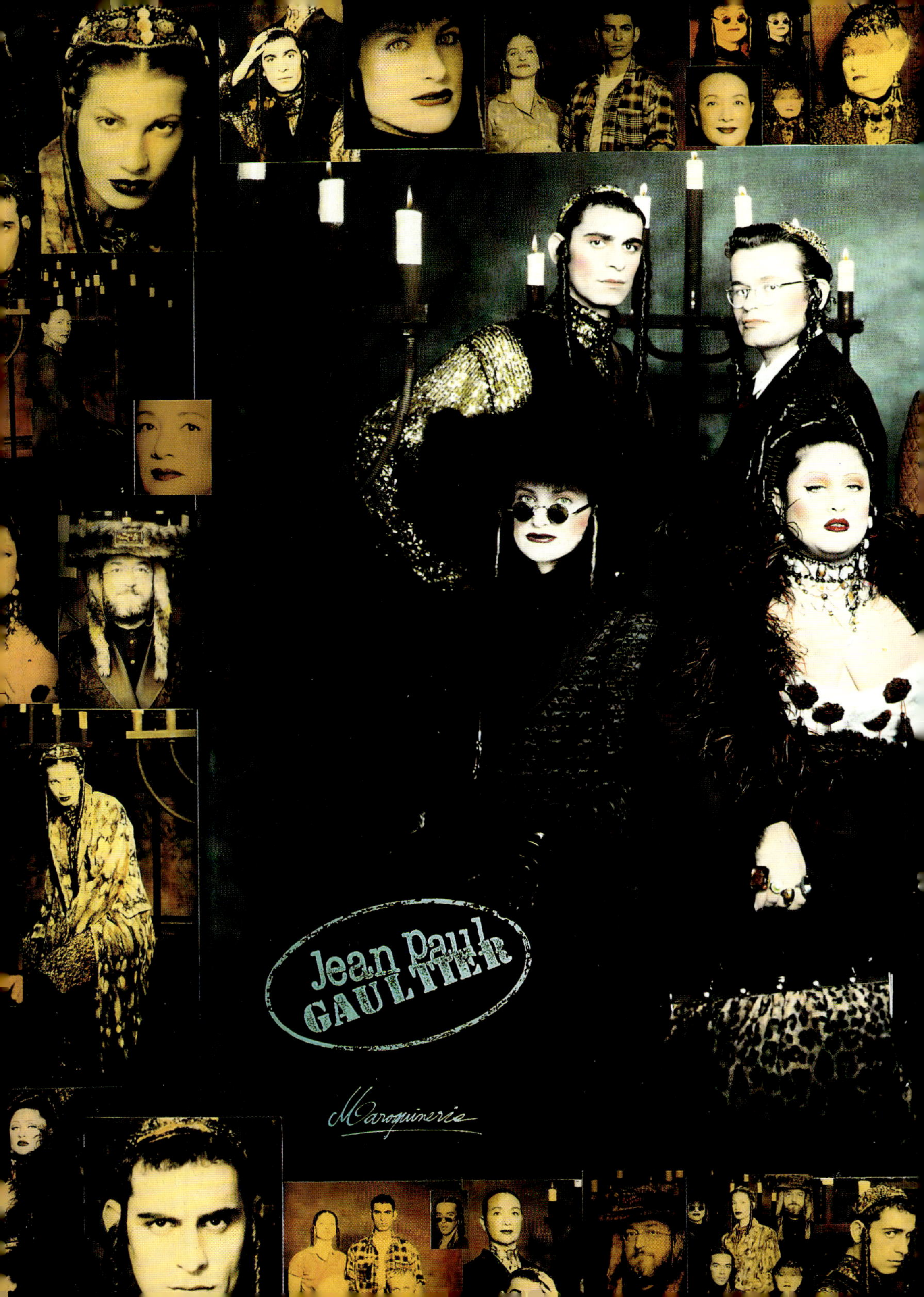
Jean Paul GAULTIER
Maroquinerie

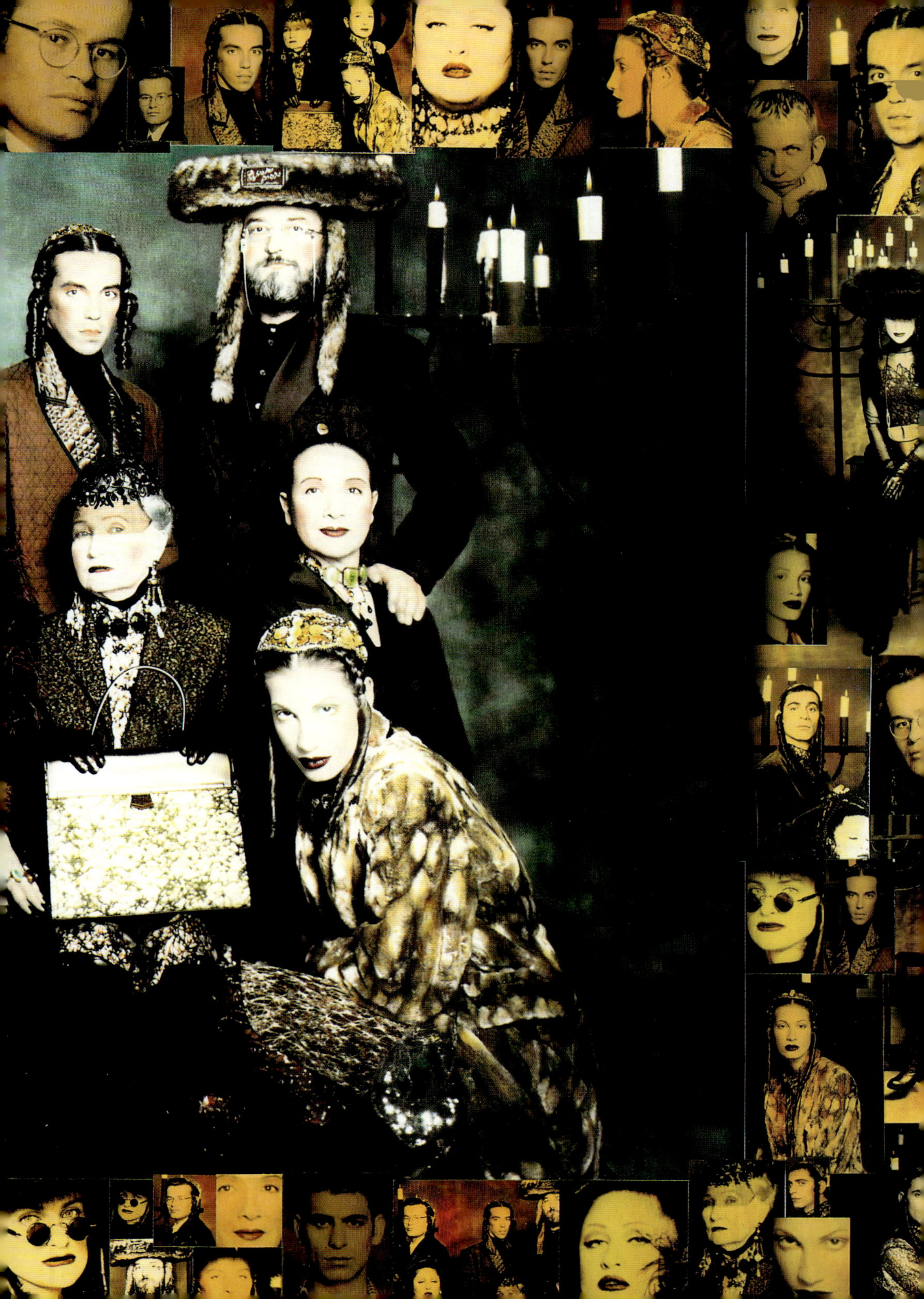

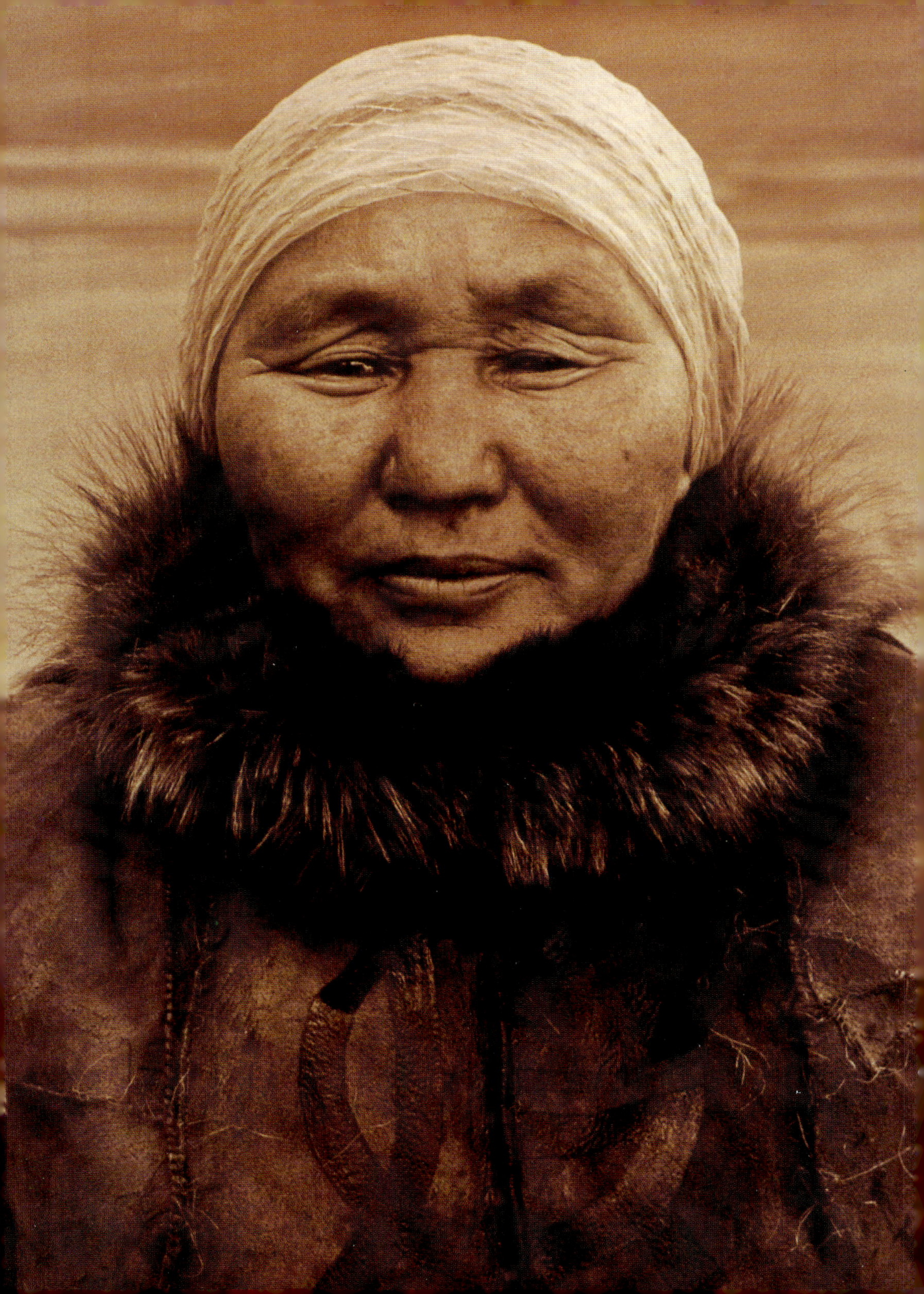

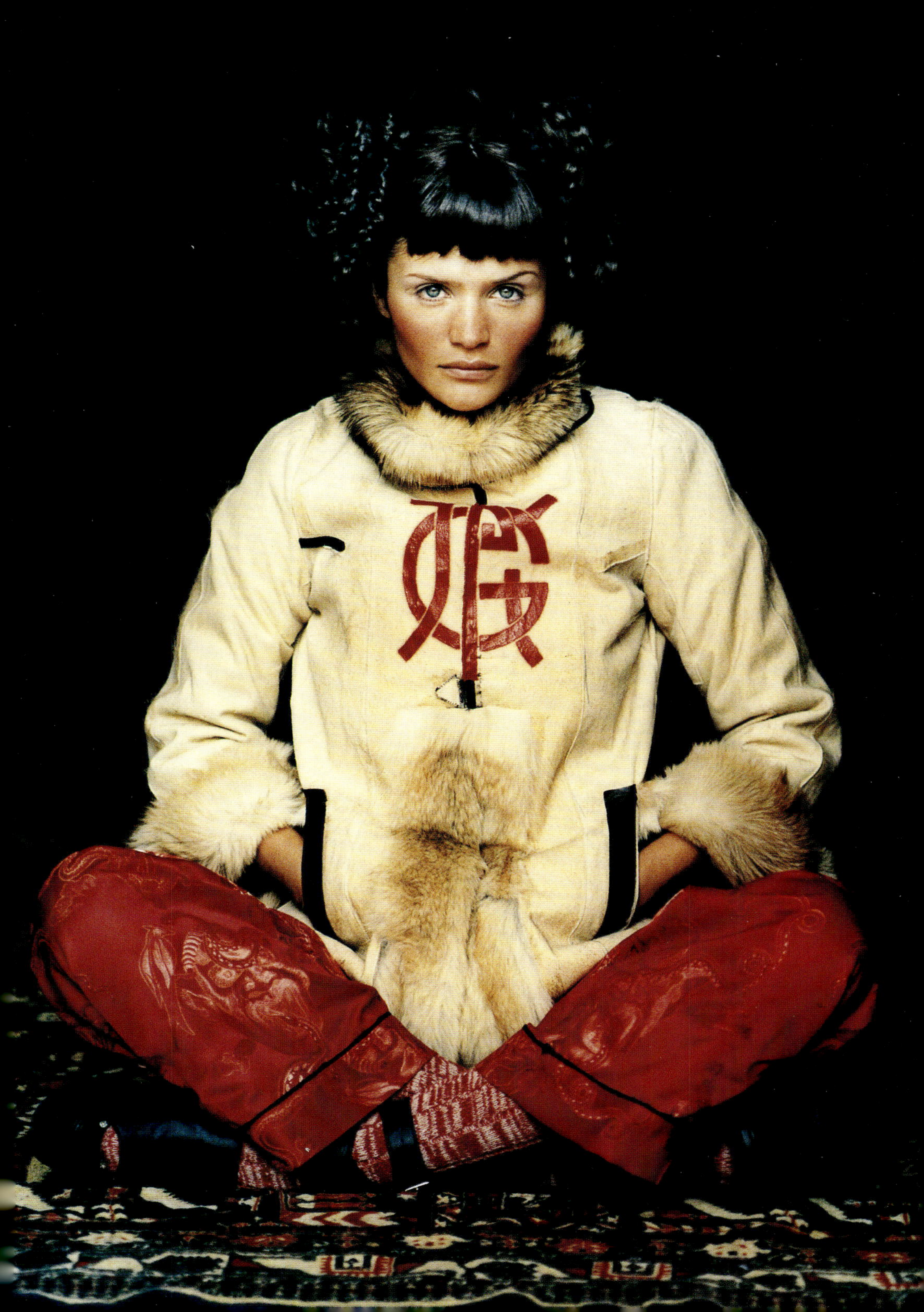

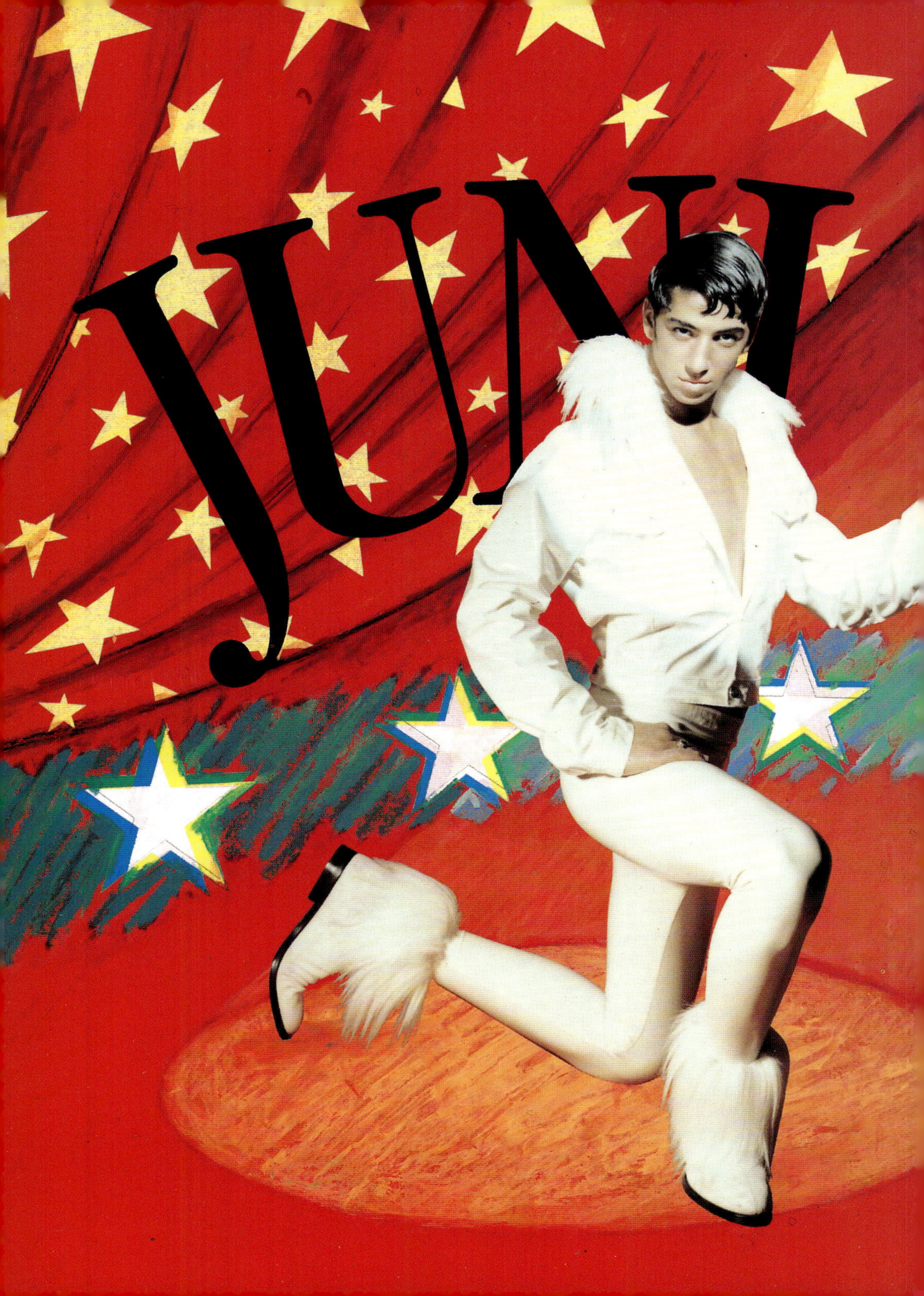
JUNI

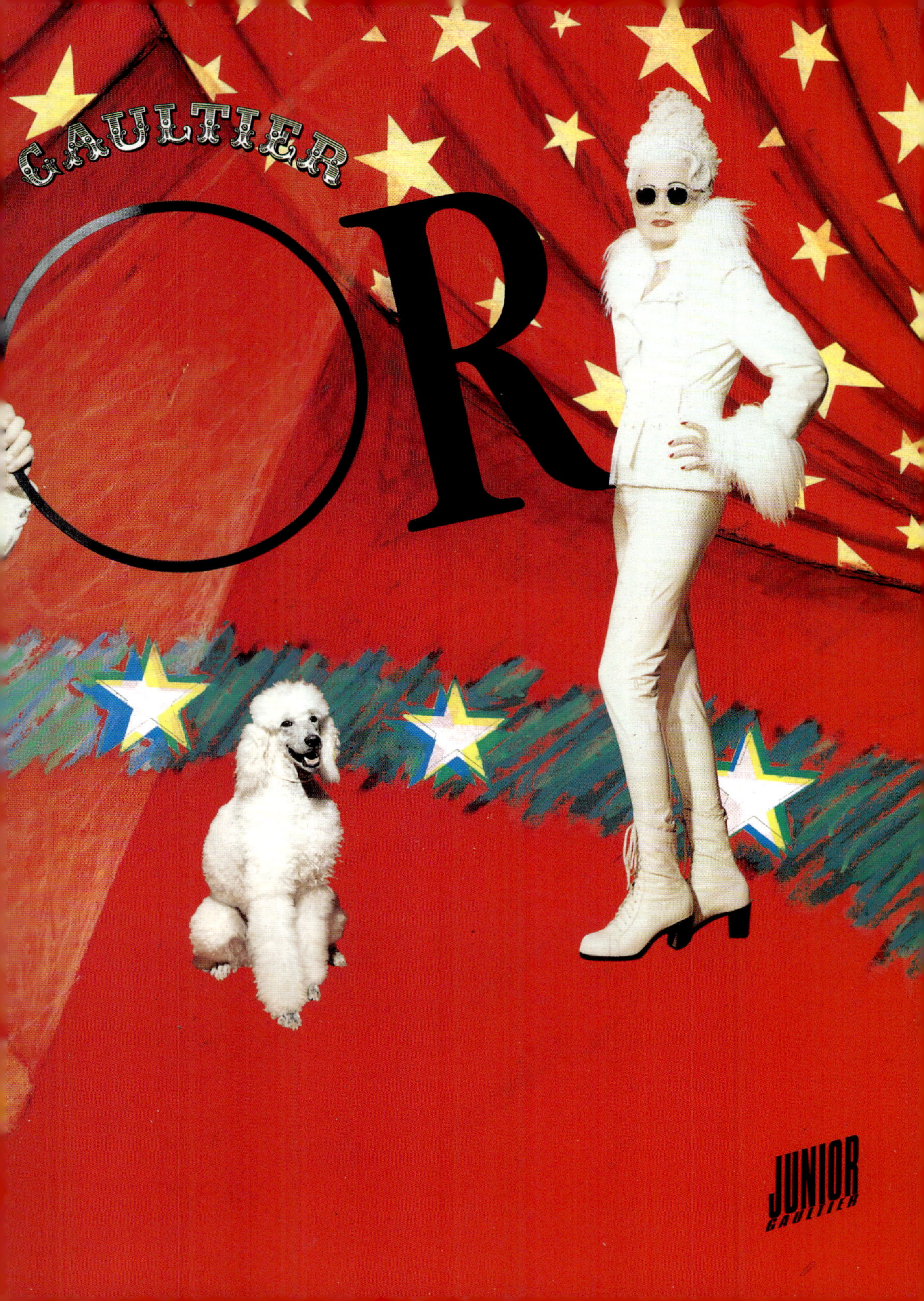
GAULTIER
OR
JUNIOR
GAULTIER

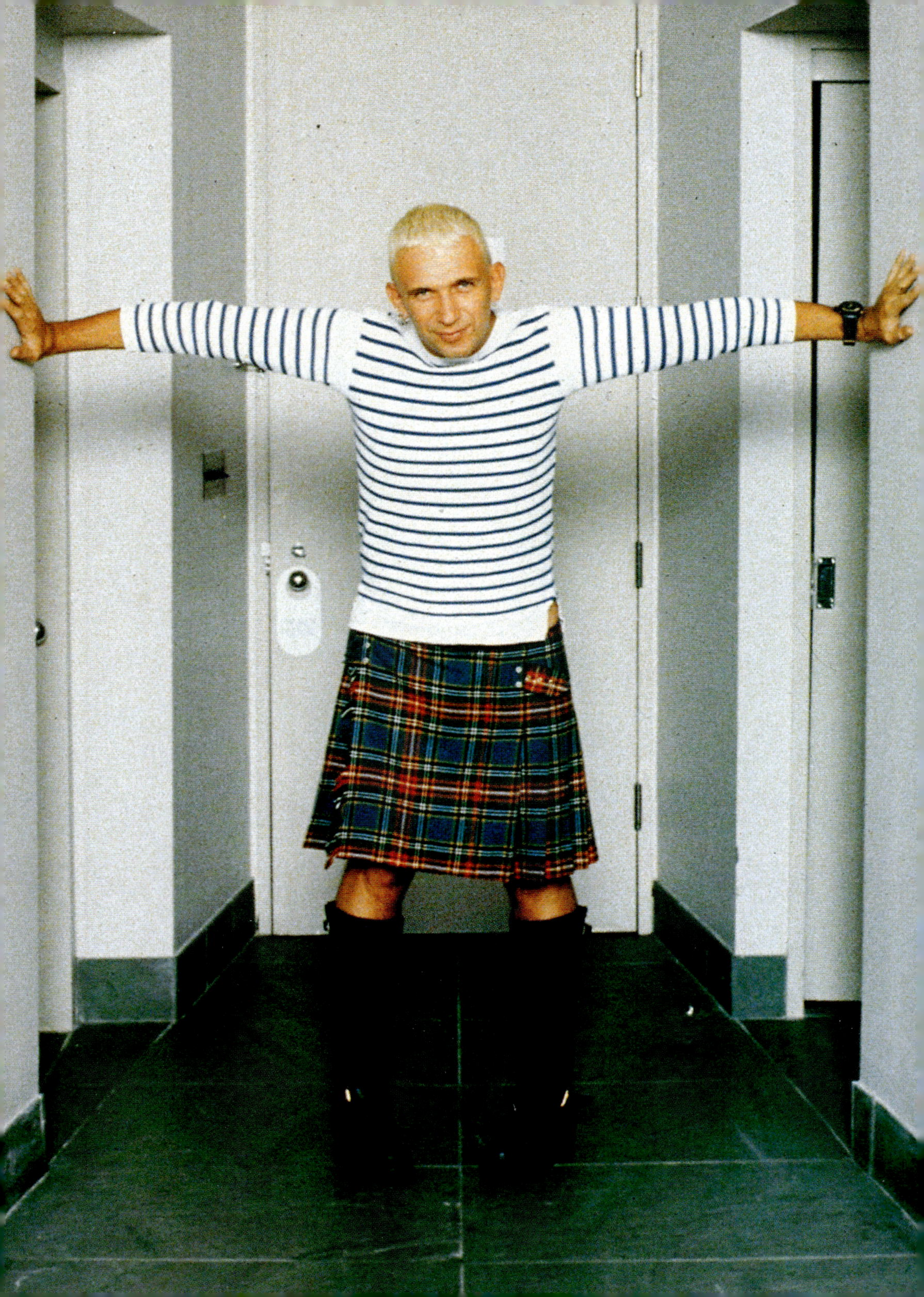

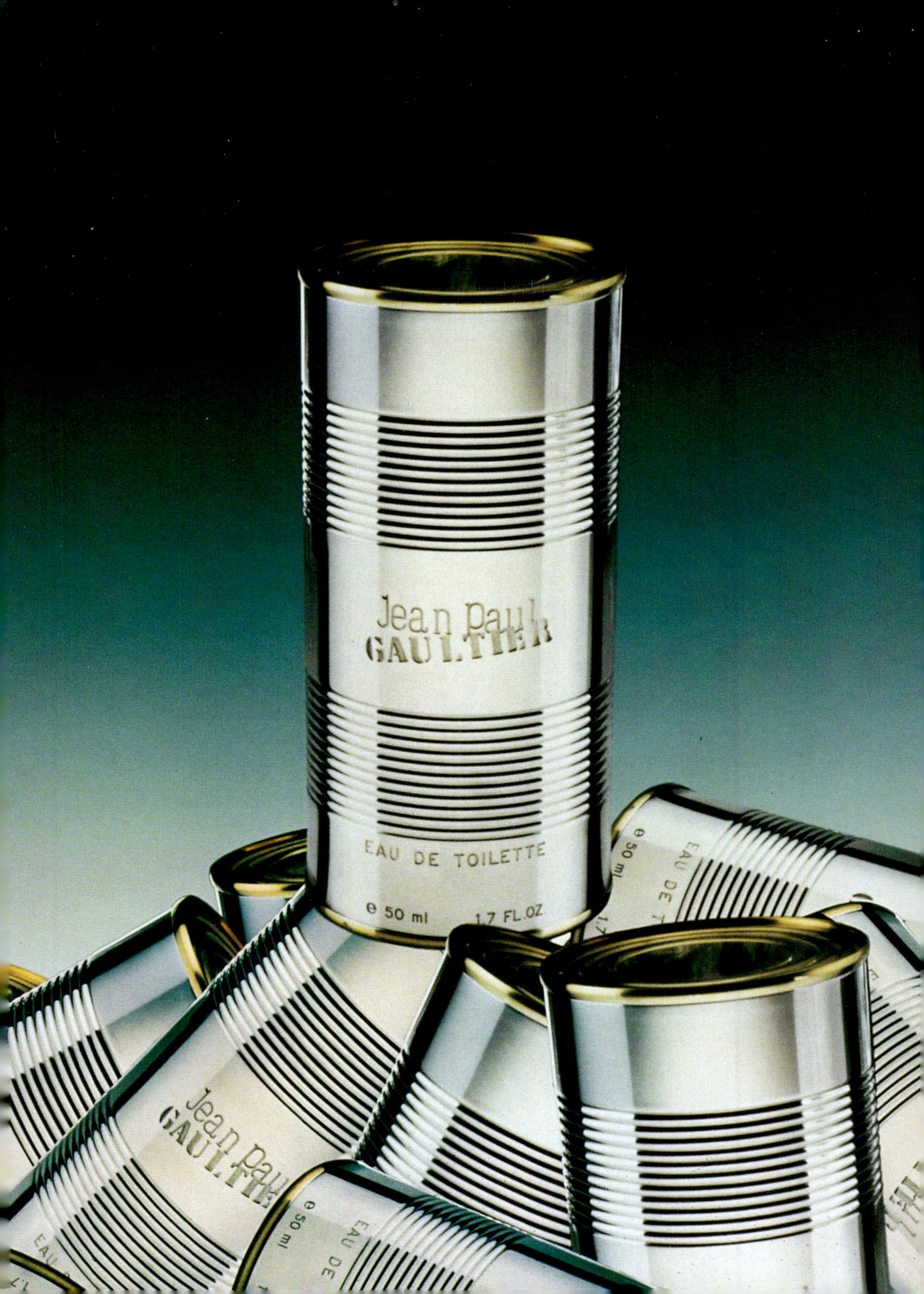

Jean Paul
GAULTIER
EAU DE TOILETTE
℮ 50 ml 1.7 FL.OZ.

Biographie

1952 Am 24. April wird Jean-Paul Gaultier, das *enfant terrible* der französischen Mode, geboren.

1970 Beginn bei Pierre Cardin.

1971 Wechsel zu Jean Patou. Dort bleibt er zwei Jahre, zunächst als Assistent von Michel Gomez, dann von Angelo Tarlazzi.

1974–1975 Rückkehr zu Pierre Cardin, allerdings in Manila, wo er Kollektionen für die USA entwirft.

1976 Präsentation seiner ersten elektronischen Schmuckkollektion.
Erste Modekollektion unter seinem Namen im Palais de la Découverte (Tapisserie, »Tischsets« aus geflochtenem Bast).

1978 Erste gemeinsame Kollektion von Gaultier mit seinem japanischen Partner Kashiyama.

1979–1980 Damenkollektion »James Bond«: Miniröcke, Lederimitationen, Skaihosen.

1980–1981 Damenkollektion »High Tech«: Verfremdungen und Accessoires.

1981 Wechsel seines Geschäftspartners: Jean-Paul Gaultier wird nun in Italien von Gibo und Equator hergestellt. Kashiyama produziert weiterhin Jean-Paul Gaultier unter Lizenz für Japan und den Fernen Osten.

1982–1983 Existentialistische Kollektion »Paris Gaultier« (Juliette Gréco, Boris Vian …).

1983 Kollektion »Le dadaïsme«, die auf der Gestik des Körpers basiert.

1984 Erste Haute Couture-Kollektion für den Herrn: »L'Homme objet« (»Der Mann als Objekt«).

1985 Damenkollektionen »Barbès«: Stilmischung und Kulturschock, »Une garde-robe pour deux« (»Eine Garderobe für zwei«): das Androgyne.

Männerkollektion »Et Dieu créa l'homme« (»Und Gott schuf den Menschen«): der Rock für den Mann.

1985–1986 Herrenkollektion »Joli Monsieur« (»Hübscher Herr«): Barockes und Edles: das Kleid für den Mann.

1986–1987 Kollektionen »French gigolo«: Rückkehr zu körperbetonter Kleidung für den Herrn; »Souvenirs de vacances« (»Ferienerinnerungen«): der sexy Mann und der Kindmann.

1988 Präsentation der ersten Kollektion »Junior Gaultier«.

1989 Erscheinen der Schallplatte *How to do that?* von Jean-Paul Gaultier in Zusammenarbeit mit Tony Mansfield.
Entwurf der Kostüme für den Film *Der Koch, der Dieb, seine Frau und ihr Liebhaber* von Peter Greenaway.

1990 Herrenkollektion »Rap'sody in blue«: Mischung verschiedener Elemente der klassischen Schneiderkunst; Damenkollektion »Les Rap'ieuses«: Anregungen von Richard Lindner.
Entwurf der Kostüme für Madonnas Welttournee.

1991 Das Paar »Adam et Eve Rastas d'aujourd'hui« (»Adam und Eva Rastas von heute«): erstmalige gemeinsame Präsentation von Damen- und Herrenkollektion.
Entwurf der Kostüme für die Darbietung von Yvette Horner im Casino de Paris.

1991–1992 Männerkollektion »Le Prisonnier« (»Der Gefangene«): erstmalige Präsentation einer Modenschau im Ausland (Florenz) für Pitti Uomo.

1992 Ausstellung einer Kollektion beweglicher Möbel in der Galerie VIA.
Erste Kollektion »Gaultier Jeans«.
Jean-Paul Gaultier-Retrospektive in Los Angeles zugunsten der AIDS-Forschung.

1992–1993 Kollektionen »Les Fous de la photographie« (»Die Verrückten der Photographie«): Hommage an das Bild, das Photo; »Europe de l'avenir« (»Europa der Zukunft«): Vermischung und Einfluß der Emigranten auf volkstümliche Traditionen.

1993 Entwicklung des ersten Damenparfums »Jean-Paul Gaultier Haute-Parfumerie«.
Männerkollektion »Les Andro-Jeans« (Wortspiel mit ›androgyn‹): die großen Klassiker, modifiziert und verbessert und mit der neuen Linie »Gaultier Jeans« gekreuzt.

1993–1994 Stilwandel in der Damenmode mit der Kollektion »Les Rabbins chics« (»Die schicken Rabbiner«/Hommage an das jüdische Volk): zarte Figuren, Schluß mit den üppigen Busen und den betonten, eingeschnürten Taillen.

1994 Entwurf der Kostüme von Victoria Abril für den Film *Kika* von Pedro Almodovar.
Präsentation der neuen Linie »JPG«: unisex, in der Richtung Sportswear, zu sehr moderatem Preis, die die Linie »Junior Gaultier« ersetzt.
Entwurf der gesamten Kostüme für den Film *La Cité des enfants perdus* von Caro und Jeunet.

1995 Jean-Paul Gautier-Retrospektive in Wien zugunsten der AIDS-Forschung.
Damenkollektion »Fin de siècle«: Vereinigung der verschiedenen Stile dieses Jahrhunderts (90% der Kleider) in Art einer dadaistischen Collage.
Entwicklung des ersten Herrenparfums »Le Mâle« (»Das Männliche«).

1995–1996 Herrenkollektion »Cavaliers, écuyers des temps modernes« (»Ritter, Junker der modernen Zeiten«); Damenkollektion »Mad Max«.

1996 Herrenkollektion »Pin-up Boy's«, Macho-Version und androgyne Version. Sommerkollektion »Cyberbaba«.

1997 Winter: Damenkollektion »Dim-dam-Dom«. Kollektion Homme-Couture.

Jean-Paul Gaultier

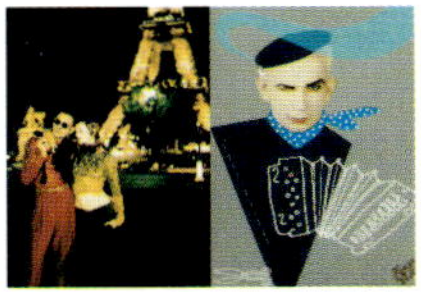

Latin Lover. Herrenkollektion Frühjahr/Sommer 1995. Inspiriert von der eleganten Herrenmode der 40er Jahre, Oberteile aus Tüll mit Straßbesatz. © Photo Paolo Roversi.
»House Couture«. Jean-Paul Gaultier als Pariser Straßenjunge, gestaltet von Jean Baptiste Mondino. Das Photo wurde 1989 für *Vogue France* anläßlich des Erscheinens seiner Platte *How to do that?* aufgenommen. © Photo Jean-Baptiste Mondino.

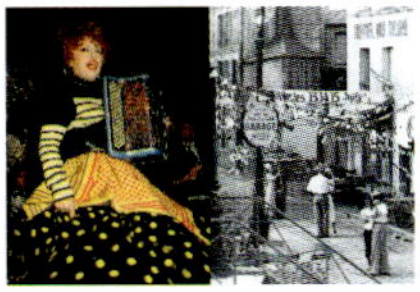

Ball des 14. Juli vor dem Hôtel du Nord, unsterblich gemacht von dem Cinéasten Marcel Carné, dessen Darstellung des volkstümlichen Paris eine reiche Inspirationsquelle für Jean-Paul Gaultier ist. © Photo Starfilms.
Yvette Horner, die Königin des Akkordeons und Muse von Jean-Paul Gaultier im Balajo, 1989. © Photo Foc Kan.

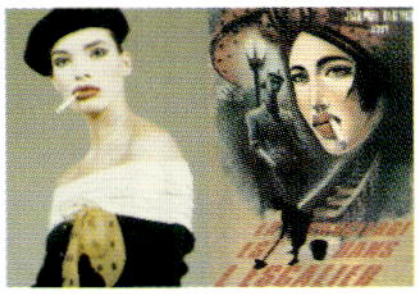

Kollektion »La Concierge est dans l'escalier« (»Die Hausmeisterin ist im Treppenhaus«). Links: Laurence Treil trägt ein Modell der Damenkollektion Frühjahr/Sommer 1988. © Photo Jean-Paul Gaultier. Rechts: Einladungskarte für dieselbe Kollektion, inspiriert von den Kinoplakaten der Zwischenkriegszeit. © Jean-Paul Gaultier.

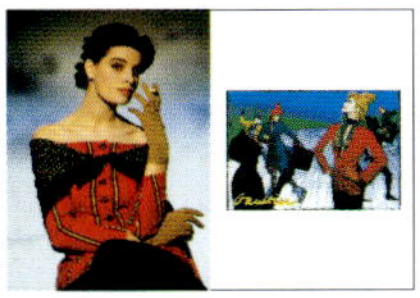

»La Concierge est dans l'escalier«. Damenkollektion Frühjahr/Sommer 1988. Jean-Paul Gaultier in den Vorstädten der Pariser Eleganz. © Photo Moser/*Marie-Claire Bis*.
»French Cancan«. Damenkollektion Herbst/Winter 1991–92. Wie einem Plakat von Toulouse-Lautrec entstiegen, posieren La Goulue und Valentin le Desossé für Jean-Paul Gaultier. © Jean-Paul Gaultier.

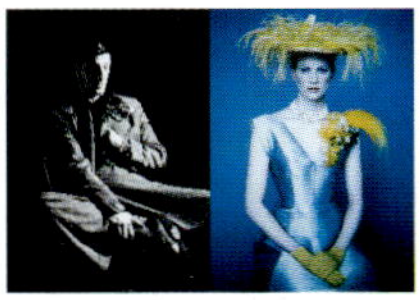

Jean-Paul Gaultier und die vornehme Herrenmode: Hosenrockensemble, entworfen für die Kollektion »Latin Lover des années 40« (»Latin Lover der 40er Jahre«), Frühjahr/Sommer 1995. © Photo Mike Ruiz, erschienen in *Attitudes*.
Fin de Siècle. Damenkollektion Frühjahr/Sommer 1985. Hier das Kleid »Königinmutter« aus metallisiertem Bast. © Photo Paolo Roversi/*Marie-Claire*.

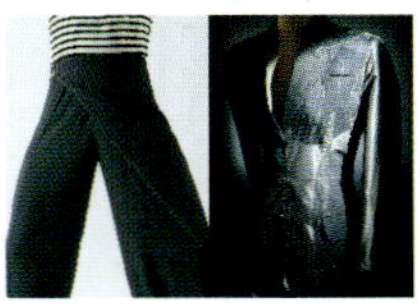

Klassisch: der Rock für den Mann. Kernstück der Herrengarderobe à la Jean-Paul Gaultier, kreiert für die Kollektion Frühjahr/Sommer 1985. © Photo Laziz Hamani.
Frauen unter sich. Damenkollektion Herbst/Winter 1989–90. Hommage an das Schneiderhandwerk: die umgedrehte Kostümjacke, geknöpft wie ein Herrenjackett. © Photo Moser/*Marie-Claire*.

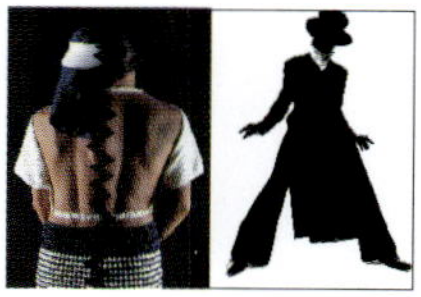

Androgynie. Werbecampagne von Jean-Paul Gaultier für die Kollektion »Une Garde-Robe pour deux« (»Eine Garderobe für zwei«) zum Thema Androgynie. Frühjahr/Sommer 1985. © Photo Jean-Paul Gaultier.
Hommes Couture. Herrenkollektion Herbst/Winter 1996–97. Chinesischer Smoking-Mantel mit seitlichem Verschluß und Trompetenhosen aus schwarzem Wollkrepp. © Photo Marcel Hartmann.

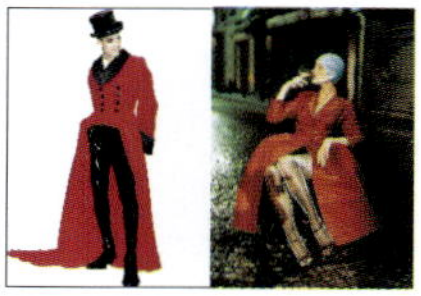

Squire: Herrenkollektion Herbst/Winter 1996–97. Langer Mantel aus rotem Seidenvelours mit schwarzem Satinbesatz. © Photo Franck Barylko.
French Cancan. Damenkollektion Herbst/Winter 1991–1992. Redingote aus rotem plastikbeschichteten Tuch. © Photo Paolo Roversi.

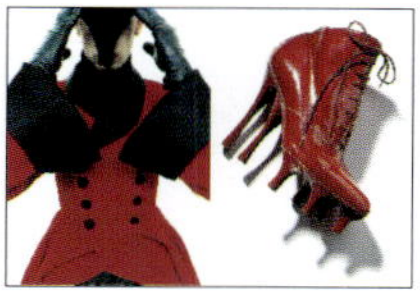

Squire: Herrenkollektion Herbst/Winter 1996–97. Noch einmal im Detail: der lange Mantel aus rotem Seidenvelours mit schwarzem Satinbesatz. © Photo Marcel Hartmann.
Tausend-Tatzen-Schuh, entworfen für die Kollektion »Les Classiques« (»Klassiker«), Frühjahr/Sommer 1993. © Photo Laziz Hamani.

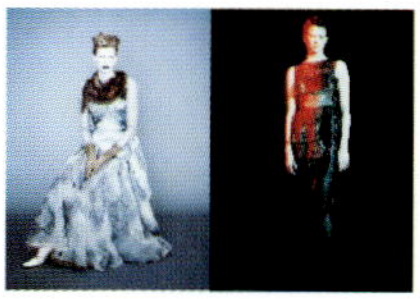

Fin de siècle. Damenkollektion Frühjahr/Sommer 1995. Links: Collage verschiedener Epochen: Stiefeletten 1900, Ballkleid 50er Jahre, Fuchs 40er Jahre und T-Shirt mit Tattoos 90er Jahre. Rechts, aus derselben Kollektion: schwarzes Mousselinekleid mit Goldapplikationen. © Photo Paolo Roversi/*Marie-Claire*.

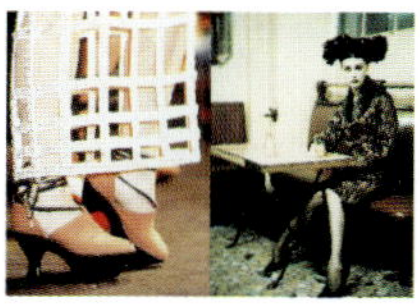

»Käfig«-Kleid. Detail eines Bustierkleides, durchbrochen wie ein Gitter oder Käfig, kreiert für die Kollektion »Le Tour du Monde en 168 tenues« (»In 168 Kleidungsstücken um die Welt«), Frühjahr/Sommer 1989. Plateauschuhe, inspiriert von chinesischem Schuhwerk. © Photo Roxanne Lowit.
Aus einem anderen Land. Olga läßt auf diesem Photo von Paolo Roversi an eine in Paris lebende Emigrantin denken. Sie trägt ein Modell der Kollektion »Mongole«, Herbst/Winter 1994–95. © Photo Paolo Roversi.

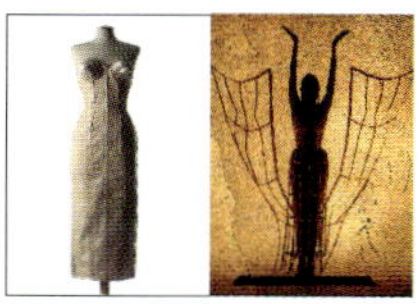

Dadaismus. Damenkollektion Frühjahr/Sommer 1993. Das erste lachsrosa Bustierkleid von Jean-Paul Gaultier. © Photo Laziz Hamani.
»Hochzeitskäfigkleid«. Damenkollektion Frühjahr/Sommer 1989. Kleid, Bustier und Gitterschleppe aus lachsrosa Satin, eingehüllt in bedruckten Tüll, über einem Body und mit einem Slip aus korallenrotem Strick. © Photo Hervé Bialé.

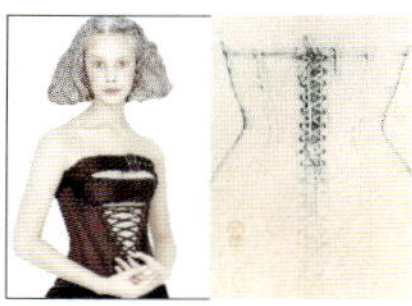

Les Rabbins chics (Die schicken Rabbiner). Damenkollektion Herbst/Winter 1993–94. Das Anti-Busen-Bustier aus Taft und eng anliegendem Füllmaterial. © Photo Marc Hispard.
Dadaismus. Damenkollektion Frühjahr/Sommer 1983. Das Korsett wird zum Kleid. Illustration, erschienen in *La Mode en Peinture*. © DR.

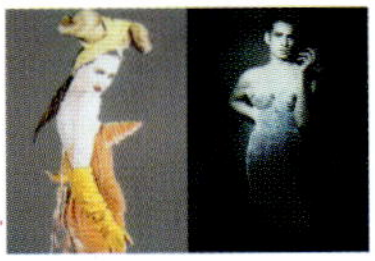

Barbès. Damenkollektion Herbst/Winter 1984–85. Kleid mit Granatenbusen aus orangefarbenem, gesmoktem Samt. Photo aus dem Videoclip *How to do that?* von Jean Baptiste Mondino. © Photo Jean Baptiste Mondino. Rechts: Dasselbe Kleid, getragen von Paolo Roversi. © Photo Paolo Roversi.

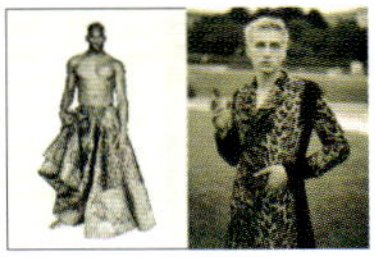

Der verklemmte Charme der Bourgeoisie. Damenkollektion Herbst/Winter 1985–86. Langer gesteppter Rock im »Bettüberwurf«-Stil. © Photo Paolo Roversi.
Tarbullboud' deville. Herrenkollektion Herbst/Winter 1994/95. Mantel aus Pantherplüsch, appliziert auf Wolljersey und schwarzen Stretch, für den Mann, der Rasputin, Taras Bulba, Mink de Ville und Buddha in sich vereint. © Photo Paolo Roversi.

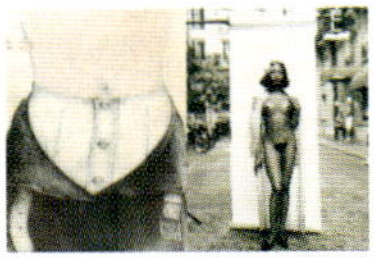

Dadaismus. Damenkollektion Frühjahr/Sommer 1983. Slip-Hose als optische Täuschung. Abgedruckt in *La Mode en Peinture*. © D.R.
Klassiker. Damenkollektion Frühjahr/Sommer 1993. Naomi in einer bestickten, hautfarbenen Kombination, »nackter Körper« betitelt. © Photo Paolo Roversi.

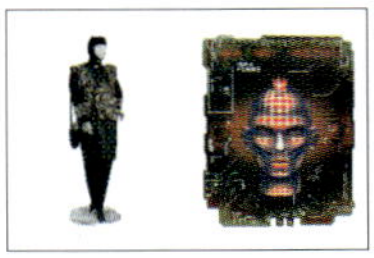

Kollektion »High Tech«, Herbst/Winter 1980–81, über das Thema der Wiederverwertung und Verfremdung. Konservendosen, Tee-Eier und aufgedruckte Schaltpläne sorgen für bleibende Eindrücke. Musée Galliera. © Photothek der Museen von Paris.
Einladungskarte für die Kollektion »Mad Max«, Herbst/Winter 1995–96, inspiriert von elektronischen Schaltbildern. © Jean-Paul Gaultier.

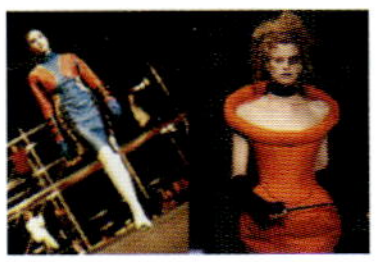

Konstruktivistischer Einfluß. Kleid im Motorradstil, inspiriert vom Konstruktivismus. Das Modell wurde für die Kollektion »Russe«, Herbst/Winter 1986–87, entworfen. © Photo Foc Kan.
Gaultier und »Mad Max". Bustier »doudounne« für das Finale der Kollektion »Mad Max«, Herbst/Winter 1995–96. © Photo Foc Kan.

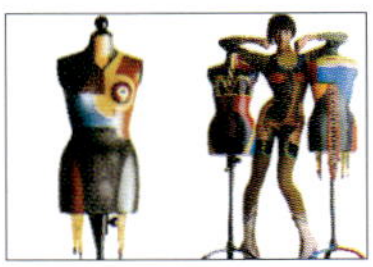

Holzmannequin, entworfen von Jean-Paul Gaultier, inspiriert von dem Maler Richard Lindner. © Photo Jean-Paul Gaultier, 1990.
»Les Rap'ieuses«. Naomi Campbell trägt ein Modell der Kollektion »Les Rap' ieuses«, das den Einfluß Richard Lindners verrät. Photo Gilles Bensimon. © SCOOP/ *Elle USA*.

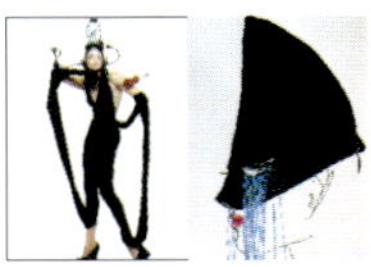

Europa der Zukunft. Damenkollektion Herbst/Winter 1992–93. Schwarze Kombination aus Viskosejersey mit Handschuhbeinen. © Photo Mario Testino.
Barbès. Damenkollektion Herbst/Winter 1984–85. Maskenhut aus Filz, betitelt »blaue Tränen«, von Stephen Jones für Jean-Paul Gaultier hergestellt. Illustration von Tony Viramontes, erschienen in *La Mode en Peinture*, 1984. © Photo DR.

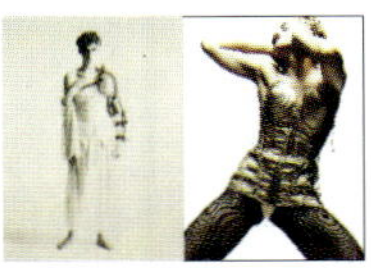

Tätowierungen. Damenkollektion Frühjahr/Sommer 1994. Bustierkleid aus Baumwolltüll, seitlich geschnürt. Eine Hommage an Jeanne d'Arc, die Jungfrau von Orleans. © Photo Paolo Roversi.
Madonna, aufgenommen in einem der Kostüme, die Jean-Paul Gaultier 1990 für ihre »Blond Ambition World Tour« entworfen hat. © Photo Jean-Baptiste Mondino.

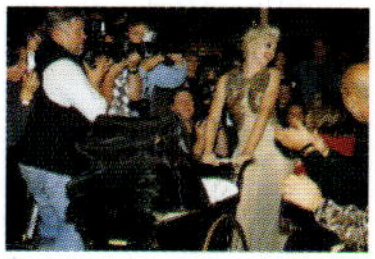

Fin de siècle. Damenkollektion Frühjahr/Sommer 1995. Madonna modelt für Jean-Paul Gaultier. 30ties-Kleid aus durchsichtigem Latex mit Goldpailletten besetzt. © Photo Foc Kan.

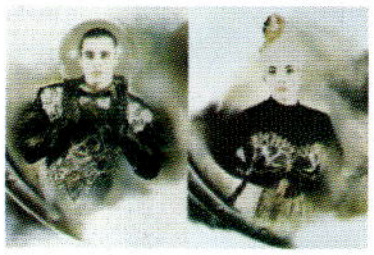

Der verbotene Gaultier. Links: Ein Photo aus der Werbekampagne für die Kollektion »Forbidden Gaultier«, Herbst/Winter 1987–88. © Photo Jean-Paul Gaultier. Rechts: die gleiche Kollektion für Damen, 1987–88. Begegnung der Haute Couture mit einem aus der Mode gekommenen Futurismus. © Photo Jean-Paul Gaultier.

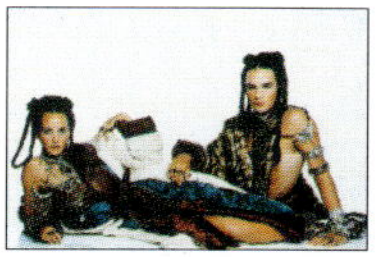

Kollektion »Mongole«. Bestimmend ist die Idee des Androgynen und des Ethnischen. Modell für die »mongolische« Kollektion, Herbst/Winter1994–95. Photo Jean-Marie Périer. © SCOOP/*Elle*, Nr. 2546, Oktober 1994.

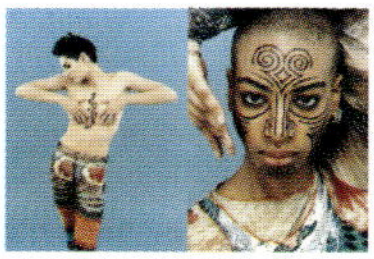

Tätowierungen. Tätowierte Leggings und Haut für die Damenkollektion Frühjahr/Sommer 1994. © Photo Jean Baptiste Mondino.

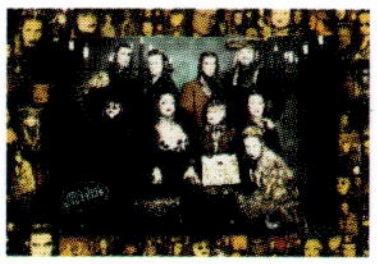

Die schicken Rabbiner. Damenkollektion Herbst/Winter 1993–94, eine »Hommage an das jüdische Volk«. Photo aus der Pressekampagne von Jean-Paul Gaultier. © Photo Jean-Paul Gaultier.

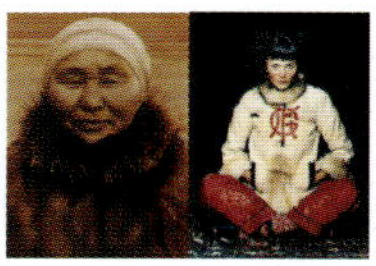

Die große Reise. Damenkollektion Herbst/Winter 1994–94. Die Eskimojacke aus umgekehrtem Wolfsfell und die Hosen aus Baumwollsatin zeigen den mongolischen Einfluß. © Photo Catalina Cot (links). © Photo Mikael Jansson (rechts) – *Vogue Paris*, 1994.

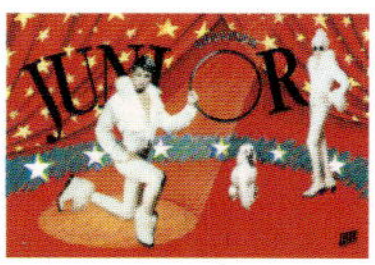

Das Zirkusthema. Werbung von Jean-Paul Gaultier für die Kollektion »Junior Gaultier« der Herbst/Winter-Saison 1991–92. © Photo Jean-Paul Gaultier.

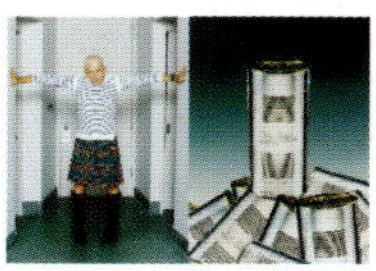

Jean-Paul Gaultier trägt seine privaten Klassiker: den Kilt, den Matrosenpulli und die Stiefel. Das Photo wurde von Jean-Marie Périer für die Nummer »Spécial Gaultier« der Zeitschrit *Elle* vom 17. Oktober 1994 aufgenommen. Photo Jean-Marie Périer. © SCOOP/*Elle*, Nr. 2546, Oktober 1994.
Idee der Wiederverwertung: Die Konservendose im Dienste einer Werbekampagne für das Parfum »Jean-Paul Gaultier«. © Jean-Baptiste Mondino.

Autor und Verlag danken dem Haus Jean-Paul Gaultier für die Unterstützung beim Zustandekommen dieses Buches, namentlich Donald Polard und Lionel Vermeil.
Dank auch an Jean-Baptiste Mondino, Paolo Roversi, Mario Testino, Jean-Marie Perier, Peter Lindbergh, Marc Hispard, Mikael Janssen, Roxanne Lowit, Mike Ruiz, Hervé Bialé, Catalina Cot, Marcel Hartmann, Gilles Bensimon, Laziz Hamani und Philippe Sabirot.
Speziell an Madonna und Liz Rosenberg.
Dank auch an Yvette Horner, Nadja Auermann, Naomi Campbell, Kirsten McMenamy, Christy Turlington, Helena Christensen, Stella Tenant, Claudia Mason, Olga, Christina Valera, Claudia Huidobro, Eugénie Vincent, Elena Nord Borg, Tanel, Devron, Ben Arnold, Vladimir, Nathanaël, Tony Ward, Jérome Le Chevalier und Sébastien Ratto-Viviani.
Auch allen, die zu dieser Publikation beigetragen haben, gilt unser Dank: Chris und Vincent (Marion de Beaupré), Chris und Vincent (Yannick Morisol), Sandrine (Michèle Filoméno), Sylviane und Hortense (Scoop), Liliane Gondel (Phototèque de la Ville de Paris), Cathérine Cuckierman und Marie (Éléments) sowie Sabine Killinger (Élite), Didier (Ford Agency), Jean-Marc (Marylin Agency), Dominique (FAM), Kathryn Brandt (Turly Production), Karine (Click) und Paola (PH New Men).